Doe-het-zelfzorg-boek

Doe-het-zelfzorg-boek

Anne-Mei The, Cilia Linssen, Sanne van Roosmalen

© 2009 Bohn Stafleu van Loghum, onderdeel van Springer Uitgeverij

Alle rechten voorbehouden. Niets uit deze uitgave mag worden verveelvoudigd, opgeslagen in een geautomatiseerd gegevensbestand, of openbaar gemaakt, in enige vorm of op enige wijze, hetzij elektronisch, mechanisch, door fotokopieën of opnamen, hetzij op enige andere manier, zonder voorafgaande schriftelijke toestemming van de uitgever.

Voor zover het maken van kopieën uit deze uitgave is toegestaan op grond van artikel 16b Auteurswet 1912 j° het Besluit van 20 juni 1974, Stb. 351, zoals gewijzigd bij het Besluit van 23 augustus 1985, Stb. 471 en artikel 17 Auteurswet 1912, dient men de daarvoor wettelijk verschuldigde vergoedingen te voldoen aan de Stichting Reprorecht (Postbus 3051, 2130 KB Hoofddorp). Voor het overnemen van (een) gedeelte(n) uit deze uitgave in bloemlezingen, readers en andere compilatiewerken (artikel 16 Auteurswet 1912) dient men zich tot de uitgever te wenden.

Samensteller(s) en uitgever zijn zich volledig bewust van hun taak een betrouwbare uitgave te verzorgen. Niettemin kunnen zij geen aansprakelijkheid aanvaarden voor drukfouten en andere onjuistheden die eventueel in deze uitgave voorkomen.

ISBN 978 90 313 634 1 4
NUR 897

Ontwerp omslag, iconen en cartoons: Zulks idee + creatie, Marco Overkamp
Ontwerp binnenwerk: Studio Bassa, Culemborg
Automatische opmaak: Pre Press Zeist

Bohn Stafleu van Loghum
Het Spoor 2
Postbus 246
3990 GA Houten

www.bsl.nl

Inhoud

	Voorwoord	6
	Inleiding	7
1	Ik en mezelf	9
2	Ik en mijn team	29
3	Ik en bewoners	53
4	Ik en familie	71
5	Ik en het management & de organisatie	85
	Thema's en onderwerpen	106
	Dankwoord	108
	Over de auteurs en 'De Werkvloer Centraal'	109

Voorwoord

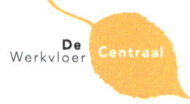

De Werkvloer Centraal

De afgelopen jaren hebben wij binnen ons programma 'De Werkvloer Centraal' in verpleeghuizen door heel Nederland gesprekken geleid met mensen die werken in de ouderenzorg. We hebben gehoord hoe leuk dit werk is, hoe veel voldoening het geeft, hoe leuk jullie het met elkaar hebben en met hoeveel liefde jullie over je bewoners praten. We hebben ook gehoord hoe lastig het kan zijn met een hoge werkdruk, steeds ziekere bewoners en veeleisende en emotionele familie de zorg te geven die je zou willen geven. Hoe je het gevoel kunt hebben dat je tekort schiet, ook al doe je nog zo je best. Alle onderwerpen die in deze gesprekken aan de orde zijn gekomen hebben we samengevoegd in dit boek. Dit doe-het-zelfzorg-boek is ontwikkeld om jullie iets in handen te geven om hiermee zelf aan de slag te gaan. Om na te denken en met elkaar in gesprek te gaan over wat je nodig hebt om goed en tevreden je werk te kunnen doen en hoe je daarbij het best kunt samenwerken met collega's, andere disciplines en management. Ook voor begeleiders van gesprekken in de zorg is het bruikbaar als naslagwerk voor onderwerpen en werkvormen.

We wensen je veel plezier met dit boek. Het is nu van jou.
Anne-Mei The, Cilia Linssen, Sanne van Roosmalen

Voor meer informatie over De Werkvloer Centraal, zie pagina 108
W: www.dewerkvloercentraal.nl
E: info@dewerkvloercentraal.nl

Dit project is mede mogelijk gemaakt door
de Nederlandse stichting voor Psychotechniek.

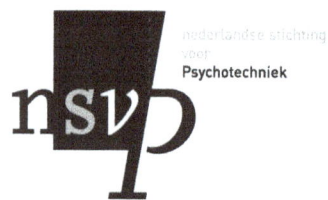

Inleiding

Voor je ligt het Doe-het-zelfzorg-boek. Een werkboek dat jou als verzorgende kan helpen bij het zorgen voor jezelf. Er wordt veel gesproken over zorg voor zorgenden en hoe belangrijk dat is om je hoofd boven water te houden en het werk leuk te blijven vinden. Als je goed voor jezelf kunt zorgen, kun je ook goed voor anderen zorgen. Maar hoe doe je dat, zelfzorgen? Dit boek helpt je op weg bij het zorgen voor jezelf. Jij weet het beste wat jij nodig hebt! Met behulp van dit boek kun je voor jezelf helder krijgen wat het is dat jij nodig hebt. Door er over na te denken aan de hand van vragen, er samen aan te werken met collega's en een concrete actie te ondernemen. Je gebruikt hoofd, hart en handen.

Hoe zit het boek in elkaar?

Aan de hand van stukjes uit het boek van Anne-Mei The 'In de wachtkamer van de dood' en citaten van verzorgenden komen allerlei vragen en thema's aan bod waar jij in de dagelijkse praktijk mee te maken hebt en tegenaan loopt. Het boek is in vijf delen verdeeld: (1) over jou en jezelf (2) over jou en je team (3) over jou en bewoners (4) over jou en familie van bewoners en ten slotte (5) over jou en het management & organisatie.

Iedere bladzijde bestaat uit vijf vaste onderdelen. De laatste 4 onderdelen zijn aangegeven met een herkenbaar icoon:

Hoofdvraag

Dit is het thema, geeft je een idee waar de rest van de betreffende bladzijde over gaat en zet je al aan het denken. Bijvoorbeeld: 'Heb je wel eens het gevoel dat je tekortschiet?'

Fragment of citaat

Na de hoofdvraag is een beeldend en vaak herkenbaar fragment uitgekozen uit 'In de wachtkamer van de dood' of een citaat van een verzorgende om het thema te illustreren.

Denken: hoe kan ik hier zelf over nadenken?

Dit onderdeel is gericht op het zelf nadenken over een bepaald onderwerp om erachter te komen hoe je er écht over denkt. Wat vind jij er belangrijk aan? Wat gaat je aan het hart? Wat raakt je? Wat heb jij nodig? Daarbij denk je vaak na over eigen

ervaringen aan de hand van hulpvragen zoals: wat gebeurde er precies? Wat deed je toen? Hoe voelde dat? Wat vond je er vervelend aan? Wat heb je volgens jou goed gedaan?
Het kan ook een goede voorbereiding zijn op het volgende onderdeel waarin je samen met collega's aan de slag gaat. En heel belangrijk: je mag ALLES denken!

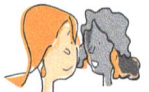

Samen doen: hoe kan ik dit samen met collega's bespreken of aanpakken?

Dit onderdeel is bedoeld om samen aan vragen en opdrachten te werken en achter elkaars en eigen opvattingen te komen. Wat vinden we ervan? Verschillen we van mening? Kunnen we tot overeenstemming komen? Hoe gaat iedereen ermee om? Kunnen we van elkaar leren? Door samen te reflecteren kom je er achter op welke manier je kunt krijgen wat jij nodig hebt in je werk om plezier en zin te ervaren.

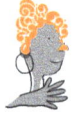

Actie

Ten slotte kun je kijken of je voor jezelf een actiepunt of voornemen kunt opschrijven voor de komende tijd. Leg de lat daarbij voor jezelf niet te hoog. Bij sommige onderdelen vind je een suggestie voor een actie of een tip. Als je een ander idee voor een actie hebt, vergeet de genoemde suggestie dan! Het is tenslotte een suggestie en geen bevel.

Hoe gebruik je het boek?

Het boek is bedoeld om jou te helpen. Gebruik het dus vooral op JOUW manier! Gebruik het hoe jij het graag wilt en op de manier waarop jij er het meeste aan hebt. Enkele ideeën voor gebruik:
- op onderwerp zoeken. Bijvoorbeeld: je wilt aan de slag met 'emoties'. Dan kijk je in de lijst met thema's en onderwerpen op bladzijde 106/107 en daar zie je dat op bladzijde ... iets over 'emoties' aan bod komt;
- op vraag zoeken. Je zoekt een vraag die je aanspreekt en gaat met de onderdelen op die bladzijde aan het werk;
- ergens openslaan. Je slaat het boek op een willekeurige pagina open en gaat aan de gang;
- van A tot Z doorwerken (of van Z tot A). Je begint op bladzijde één en werkt iedere dag aan een bladzijde;
- iedere dag van de week een bladzijde binnen een van de vijf delen kiezen. Bijvoorbeeld: op iedere maandag: (1) over jou en jezelf, op iedere dinsdag: (2) over jou en je team, op iedere woensdag: (3) over jou en bewoners, op iedere donderdag: (4) over jou en familie van bewoners, en ten slotte op iedere vrijdag: (5) over jou en het management & organisatie.

De lijntjes tussen de tekst en aan het einde van elk deel zijn bedoeld om aantekeningen te maken, steekwoorden op te schrijven, tekeningetjes te maken etc.

Besteed aandacht aan de setting

Probeer voordat je dit boek openslaat en ermee gaat werken, zo veel mogelijk aandacht te besteden aan de ruimte en omgeving waarin je bent. Ga bij voorkeur op een rustige plek zitten waar je niet gestoord wordt. Probeer de zorgen van de dag even los te laten en je hoofd leeg te maken. Als je samen gaat werken, ga dan eerst even na of iemand nog iets kwijt wil voordat hij of zij aan de slag kan gaan.

1 Ik en mezelf

Als verzorgende ben jij heel belangrijk voor bewoners, familie en het huis waar je werkt. Daarom is het erg belangrijk dat jij in staat bent om je werk goed te doen en om er plezier en zin aan te beleven. Je kunt daar zelf veel aan doen. Daarvoor is het belangrijk dat je goed van jezelf weet hoe je over bepaalde dingen denkt, hoe je ze aanpakt en wat je nodig hebt. De vragen en opdrachten in dit deel gaan dan ook alleen over jou!

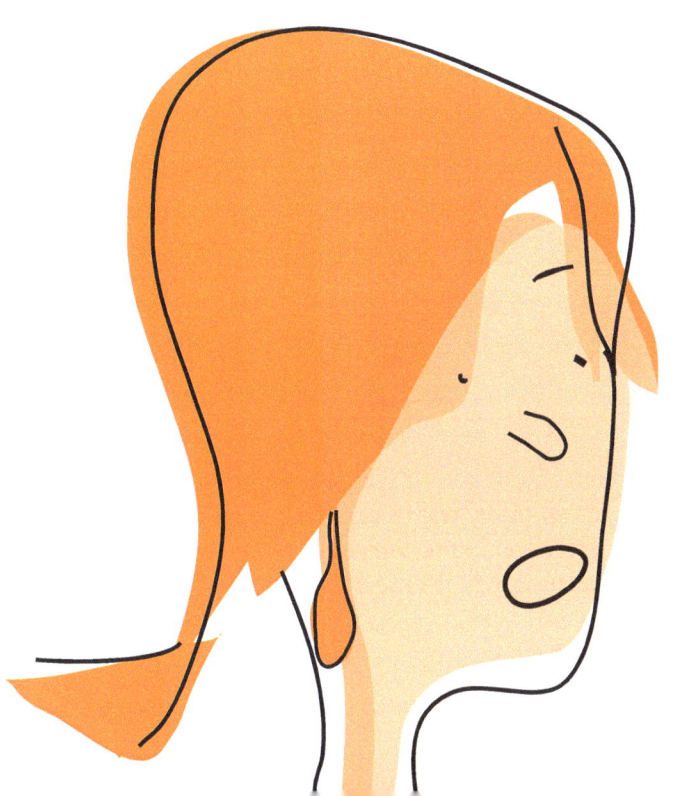
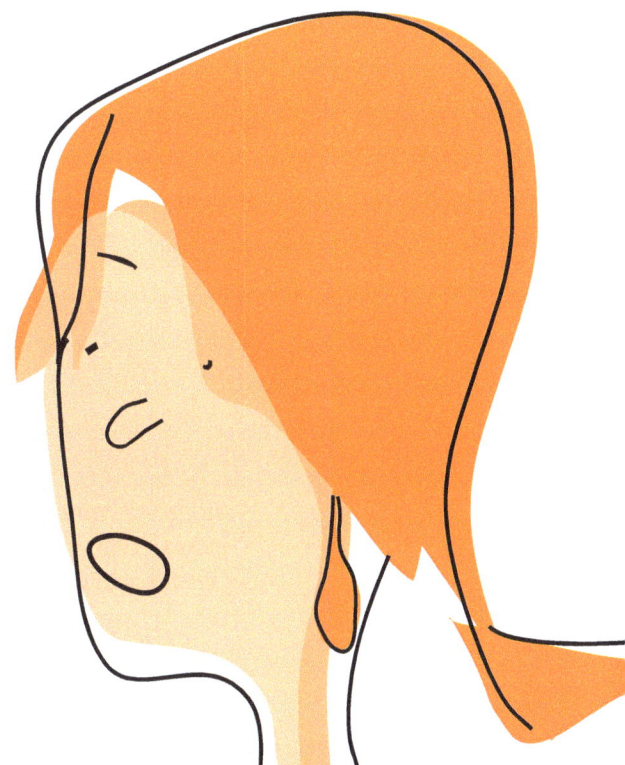

Gebruik je wel eens rituelen in je werk?

Christa heeft mevrouw Scharloo op de Surinaamse manier afgelegd. Daarvoor moet je je gezicht en handen wassen met alcohol. "Je moet je reinigen," legt ze uit, "omdat je niet meer hetzelfde bent als de dode. De dode is een geest geworden en jij bent nog in leven. Het kan dat jij een zwakke geest hebt, en dan loop je het gevaar ziek te worden." Christa kon in het verpleeghuis geen alcohol vinden. Ze heeft mevrouw Scharloo afgelegd, en toen naar huis gebeld naar haar zus, om te zeggen dat ze alcohol nodig had. "Mijn zus zei dat er bier in de ijskast stond. Dat was natuurlijk veel te koud. Mijn zus heeft het bier voor me op de kachel gezet om het op te warmen." (In de wachtkamer van de dood, p. 83)

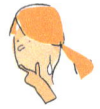

Denken

Wat zijn de rituelen die jij van huis uit hebt meegekregen die je mist in het verpleeghuis? Kun je hier een korte omschrijving van geven? Wat betekent het ritueel voor jou? Wat maakt dat het belangrijk voor je is? Kun je dit ook met bewoners of collega's doen? Zou je dat graag willen? Hoe zou je dat kunnen doen?

_____

_____

_____

Samen doen

Ga in een kring zitten. Laat één persoon iets vertellen over een ritueel dat hij of zij mist in het verpleeghuis. Stel open vragen (Hoe doe je dat? Wat gebruik je daarbij? Wat betekent dat voor je? Hoe voel je je dan? etc.) zonder een oordeel of oplossing te geven.

_____

_____

_____

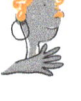

Actie

Bedenk één actie die je de komende week kunt ondernemen.

_____

_____

_____

Suggestie voor actie: Neem iets mee van thuis, wat je dagelijks of wekelijks gebruikt bij wijze van ritueel (zoals een rozenkrans, wierook, henna, voedsel) en laat het aan een collega of bewoner zien terwijl je er iets over vertelt.

Voel je je wel eens machteloos bij een bewoner of in een situatie?

"Ik stond alleen in de nachtdienst en toen viel er iemand uit bed. Het was een hele zware meneer dus ik kon hem niet terug in bed krijgen. Het heeft drie uur geduurd voordat ik hulp kreeg, en ondertussen lag hij af te koelen op de vloer. Ik heb me nog nooit zo machteloos gevoeld." (Citaat van een verzorgende)

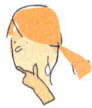

Denken

Bedenk eens een situatie waarin je je machteloos voelde. Wat had je kunnen doen? Heb je dingen laten liggen? Als je alles hebt gedaan wat je kon, kost het je dan toch moeite om het los te laten?

Samen doen

Schrijf voor jezelf in maximaal tien zinnen een lastige situatie op papier die je hebt meegemaakt waarin je je machteloos voelde. Vertel aan je collega's wat je hebt opgeschreven. Gebruik daarbij eerst vijf zinnen om je verhaal te vertellen. Probeer het daarna in één zin. Kun je je gevoel ook in één woord omschrijven?
Stel jezelf en elkaar de vraag: Wat is mijn invloed in deze situatie? Wat kan ik echt doen? Wanneer kan ik tevreden met mezelf zijn? Kijk eens of jullie daar erg verschillend in zijn.

Actie

Bedenk één actie die je de komende week kunt ondernemen.

Tip: Als je alles hebt gedaan wat je kon, wees dan aardig voor jezelf en zeg: "Dit was heel akelig maar ik heb alles gedaan wat ik kon doen, dus ik kan toch tevreden over mezelf zijn."

Hoeveel tijd kun je besteden aan de dagelijkse verzorging van bewoners en hoeveel zou je daaraan willen besteden?

"Er wordt gezegd dat er meer 'bewonersgericht' moet worden gewerkt", zegt Jessy. Maar dat is niet haalbaar. Aan meer dan de mensen uit bed halen en de bedden opmaken komen ze met de huidige personeelbezetting niet toe. (In de wachtkamer van de dood, p. 117.)

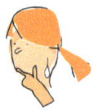

Denken

Herken je het citaat in je eigen werk? Wat vind je daar eigenlijk van? Zie jij zelf mogelijkheden om meer bewonersgericht te werken en toch 'alles wat gedaan moet worden' af te krijgen?

Samen doen

Herkennen jullie dit, wat vinden jullie daar eigenlijk van? Als jullie verpleeghuis al bewonersgericht is gaan werken: Wat heeft het jullie gekost? Wat heeft het opgeleverd?

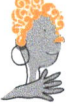

Actie

Bedenk één actie die je de komende week kunt ondernemen.

Suggestie voor actie: Spreek met je collega's af dat jullie om de beurt één dag met één bewoner de tijd nemen voor de dagelijkse zorg die je echt zou willen nemen. Bespreek met elkaar hoe dat was, voor jezelf en voor de bewoner, en wat het effect was op de planning van de afdeling.

Hoe voelt het als bewoners bevelen geven?

Aan tafel zit mevrouw Koster, een statige dame met keurig wit gepermanent haar. Ze is van goede komaf en getrouwd geweest met een accountant. Ze voelt zich duidelijk beter dan de rest. "Ruim op", beveelt ze de verzorgenden voortdurend. "Daar word je toch voor betaald?" (In de wachtkamer van de dood, p. 41)

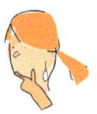

Denken

Hoe ga je hier mee om? Voel je je klein? Heb je de neiging om een oordeel te vellen? ("Zo mag je niet tegen iemand praten.") of doe je iets anders?

_____
_____
_____
_____

Samen doen

Waar ligt jullie grens bij gedrag van bewoners? Wat gaat voor ieder persoonlijk over de grens? Wat doet dat met jou? Vergelijk het eens met elkaar? Doe eens voor hoe jullie allemaal met deze dame omgaan? Wat wil je bereiken en hoe bereik je dat het best?

_____
_____
_____
_____

Actie

Bedenk één actie die je de komende week kunt ondernemen.

_____
_____
_____
_____

Tip: De volgende keer dat iemand zo tegen je praat, zeg dan iets over de manier waarop: 'Ik wil graag voor u opruimen en dan vind ik het fijn als u dat vriendelijk aan me vraagt.'

Heb je wel eens het gevoel dat je tekortschiet?

De realiteit is dat ze tekortschieten, vertelt Jessy later aan mij. Op de units met zwaar demente bewoners kost het veel tijd om de mensen eten te geven, soms wel drie kwartier. Die tijd is er niet. (In de wachtkamer van de dood, p. 117.)

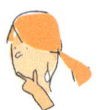

Denken

Wanneer voelde jij je tekortschieten in de zorg? Kun je een voorbeeld geven? Wat gebeurde er? Wat heb je gedaan? Hoe voelde je je daarbij? Wat heb je dan nodig van collega's?

_____
_____
_____
_____

Samen doen

Schrijf eens voor jezelf alle momenten op één of twee dagen op waarbij je het gevoel had tekort te schieten. Bespreek dit met je team, had je iets anders kunnen doen? Wat heb je nodig? Van wie? Hoe kun je dat krijgen?

_____
_____
_____
_____

Actie

Bedenk één actie die je de komende week kunt ondernemen.

_____
_____
_____
_____

Tip: Als je het gevoel hebt dat je tekortschiet, sta even stil. Neem dan met je collega's vijf minuten de tijd om een stap achteruit te nemen en te kijken wat je samen kunt doen.

Word je wel eens gediscrimineerd vanwege je huidskleur of achtergrond door bewoners of familie?

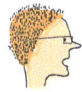

Hüsken vertelt dat het regelmatig voorkomt dat familieleden van bewoners iets willen vragen en de huiskamer binnenlopen. Als daar een zwarte verzorgende aan het werk is, verlaat de familie onverrichter zake de woonkamer, omdat er 'niemand' is. (In de wachtkamer van de dood, p. 214.)

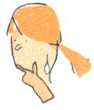

Denken

Herken je dit? Wat doe je dan? Wat zeg je? Hoe kun je ervoor zorgen dat mensen die dit doen je gaan zien en behandelen als volwaardige gesprekspartner?

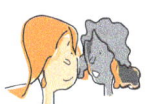

Samen doen

Herkennen jullie dit? Wat vinden jullie ervan? Wat zeg je als 'blanke' medewerker wanneer een cliënt of familie laat blijken alleen met jou te willen praten en niet met je 'niet-blanke' collega? En wat doe je als 'niet-blanke' medewerker als je merkt dat een cliënt of familie niet met jou wil praten?

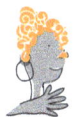

Actie

Bedenk één actie die je de komende week kunt ondernemen.

Tip: Niet oplossen maar benoemen. Als je op een vervelende manier wordt benaderd, benoem het dan naar degene die dat doet, bijvoorbeeld: 'Ik heb het gevoel dat je doet alsof ik er niet ben. Dat vind ik heel vervelend.' Stop daarna met praten en wacht af hoe de ander reageert.

Kun je jezelf zijn op je werk?

Neem het beleid dat de verzorgenden in de huiskamers geen Surinaams mogen spreken. Daarvan wordt gezegd dat degene die dat bedacht heeft 'stront in zijn hoofd heeft'. 'Het is toch mijn moerstaal?', wordt er dan gezegd. (In de wachtkamer van de dood, p. 67.)

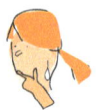

Denken

Kun jij jezelf zijn op je werk? Kun jij doen wat je graag zou willen op je werk? Zijn er regels die jou beperken jezelf te zijn? Begrijp je die regels, of eigenlijk niet? Stel je ze wel eens aan de orde? Zijn er andere dingen die jou beperken jezelf te zijn?

___

___

___

___

Samen doen

Ga in een kring zitten. Neem de tijd om in een houding te gaan staan, zitten, hangen, liggen die past bij hoe jij je nu voelt. Hoe komen jullie houdingen op elkaar over? Hoe denk je dat de anderen zich voelen? Leg daarna aan elkaar uit waarom je deze houding hebt gekozen. Wat heb je eraan om van elkaar te weten hoe je je voelt?

___

___

___

___

Actie

Bedenk één actie die je de komende week kunt ondernemen.

___

___

___

___

Suggestie voor actie: Spreek de volgende keer dat je niet jezelf kunt zijn, uit naar een collega wat je nodig hebt. Vertel daarbij iets over hoe jij je op dat moment voelt. Bijvoorbeeld: 'Ik heb vannacht heel slecht geslapen, dus laat me maar een beetje mijn gang gaan.'

Wat moeten mensen vooral niet met jou doen?

"Ik wil gewoon met rust gelaten worden als het niet goed met me gaat. Sommige collega's snappen dat niet en vragen dan eindeloos hoe het gaat." (Citaat van verzorgende)

"De zorgmanager slaat me wel eens op mijn billen omdat hij denkt dat ik dat grappig vind en ik me daardoor op mijn gemak voel, daar zit ik helemaal niet op te wachten! Maar ja…" (Citaat van een verzorgende)

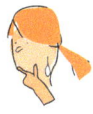

Denken

Wat moeten mensen wel en niet met jou doen? Hoe duidelijk ben je daarover tegen je collega's? Wat zeg je daarover? Wat zou je daarover kunnen zeggen?

_____
_____
_____
_____

Samen doen

Wat moet je vooral niet bij jou doen? Wat is dat dan precies? Wat is het effect op jou als mensen het wel doen? Wat zou je in plaats daarvan wél willen? Herkennen je collega's dit van je?

_____
_____
_____
_____

Actie

Bedenk één actie die je de komende week kunt ondernemen.

_____
_____
_____
_____

Tip: Als iemand iets met je doet wat je niet aanstaat, zeg dan duidelijk, positief en toekomstgericht wat je wél zou willen. Dus niet: "Ik vond het vervelend dat je me niet groette", maar "Ik zou het wel leuk vinden als je me in de toekomst 's ochtends goedemorgen wenst!"

Waarover zou je wel eens bijscholing willen hebben?

"… Als je voor de dierenambulance gaat werken moet je een diploma halen om te weten hoe je met een kat moet omgaan. Je kunt niet zomaar bij de Bijenkorf aan de slag, daarvoor moet je kennis van de producten hebben. Maar in de zorg kun je ongeschoold aan het werk." (In de wachtkamer van de dood, p. 207)

Ook ziekenverzorgende Justine vindt intervisie, reflectie en scholing voor verzorgende noodzaak. Volgens haar hebben verzorgenden 'voeding' nodig om de sleur van alle dag te doorbreken. Dat kan door speciale scholingsdagen voor verzorgenden te organiseren, waarin ook aandacht wordt besteed aan de manier waarop verzorgenden met elkaar omgaan. (In de wachtkamer van de dood, p. 221.)

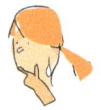

Denken

Moet je wel eens iets doen in je werk waarvan je denkt: "Eigenlijk kan ik dit gewoon niet echt, of weet ik niet zo goed hoe dat moet"? Denk daarbij niet alleen aan 'handelingen', maar ook aan sociale vaardigheden zoals omgaan met moeilijke familie. Schrijf daarvan drie dingen op.

_____
_____
_____
_____

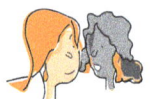

Samen doen

Stel samen het ideale bijscholingsprogramma samen. Niets is te gek, je hoeft geen rekening te houden met geld of andere beperkingen. Wat willen jullie samen doen? Wat wil je leren? Waar wil je naartoe? Waar moet het over gaan? Wat moet het je opleveren?

_____
_____
_____
_____

Maak het programma nu in een reële versie. Wat denk je, gezien je eerdere ervaringen met bijscholing, dat mogelijk is? Wat is dan het belangrijkste om te behouden van het 'ideale plan'? Met wie ga je het hierover hebben?

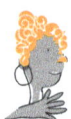

Actie

Bedenk één actie die je de komende week kunt ondernemen.

_____
_____
_____
_____

Suggestie voor actie: Ga met beide plannen naar je leidinggevende. Het reële plan kan als uitgangspunt dienen bij het plannen van de volgende bijscholing!

Ga je wel eens zingend naar huis?

Als ik verzorgenden vraag waarom ze in de zorg zijn gaan werken, zeggen ze dat ze 'het leuk vinden om voor mensen te zorgen', of 'iets willen doen met mensen'. Colette vertelt dat ze zich altijd probeert te verplaatsen in de bewoners. Ze vraagt zich steeds opnieuw af hoe ze zelf geholpen zou willen worden: "Die spiegel houd ik mezelf steeds voor. Als ik dan zie hoe een bewoner daar vreugde uit put, maakt het mijn dag goed." (In de wachtkamer van de dood, p. 97.)

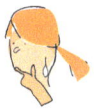

Denken

Wat maakt dat jij zingend naar huis gaat? Wat heb je nodig in je werk om tevreden te zijn? Hoe kun je ervoor zorgen dat je dat krijgt?

_____

_____

_____

_____

Samen doen

Noem ieder eens twee momenten in de afgelopen week waar je heel blij van werd? Dat mogen grote maar ook hele kleine dingen zijn. Hoe kun je er samen voor zorgen dat je vaker zingend naar huis gaat?

_____

_____

_____

_____

Actie

Bedenk één actie die je de komende week kunt ondernemen.

_____

_____

_____

_____

> **Suggestie voor actie:** Schrijf één ding op waarvan jij gaat zingen. Bijvoorbeeld: "Als ik aan iedere bewoner vijf minuten persoonlijke aandacht heb besteed, ga ik zingend naar huis." Probeer dit voornemen iedere dag in praktijk te brengen. Schrijf het op en plak het ergens op zodat je het niet vergeet en vertel je voornemen aan collega's zodat zij je eraan kunnen herinneren.

Wil je iets terugkrijgen van bewoners, bijvoorbeeld genegenheid?

"Het is niet leuk om voor haar te zorgen. Je krijgt niks van haar terug!" (In de wachtkamer van de dood, p. 75.)

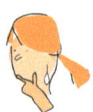

Denken

Welke bewoners vind jij leuk om voor te zorgen? Wat maakt dat je dat nou juist leuk vindt? Past deze afdeling bij je? Of zou een ander type bewoner beter bij je passen? Waarom?

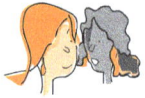

Samen doen

Wat wil jij terugkrijgen van bewoners? Schrijf het op. Schrijf daarachter wat daarin belangrijk is voor jou. Waarom wil je juist datgene graag van bewoners ontvangen?

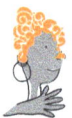

Actie

Bedenk één actie die je de komende week kunt ondernemen.

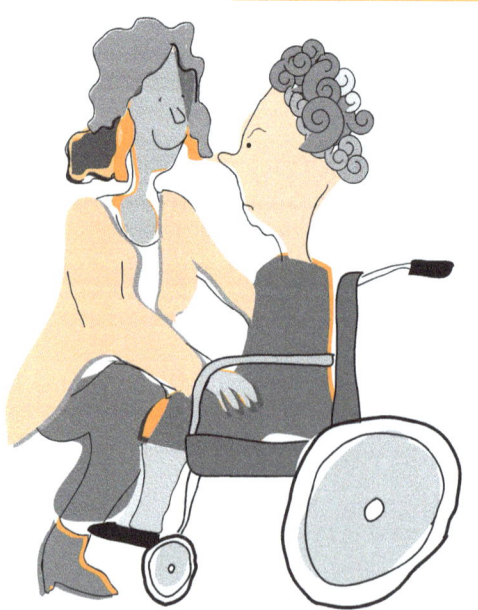

Suggestie voor actie: Ga aan een bewoner met wie je zo'n moeilijke relatie hebt één week juist heel veel aandacht besteden. En dat mag ook gewoon 'ernaast zitten' zijn. Levert het je wat op?

Zijn er buiten je werk om nog mensen waar je voor zorgt?

Colette biedt aan een dubbele dienst te draaien. Ze belt haar man en kinderen: "Er staat nog wat boerenkool in de ijskast. Als jullie wat anders willen eten, moeten jullie maar wat bestellen." Als ze de telefoon neerlegt zegt ze: "Ze zijn gewend dat alles klaarstaat." (In de wachtkamer van de dood, p. 70.)

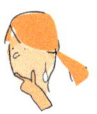

Denken

Neem iemand in gedachten waar je buiten je werk om voor zorgt (kinderen, moeder, zieke buurman, hond etc.). Op welke manier is dit anders dan zorgen op je werk?

Samen doen

Haal allemaal je handtas en/of sleutelbos tevoorschijn. Vertel aan de hand van de spullen in je tas of de sleutels aan je bos, wie er allemaal in jouw leven zijn. Wat doe je voor die mensen? Wat is jouw rol in hun leven en andersom?

Actie

Bedenk één actie die je de komende week kunt ondernemen.

Tip: Stel jezelf gerust met de gedachte dat je maar op één plek tegelijk kunt zijn en één ding tegelijk goed kunt doen. Als je iets met aandacht doet, ben je er vaak ook sneller mee klaar.

Hoe ga je om met situaties waarin in jouw ogen te lang wordt doorbehandeld?

Piet vertelt dat het al een paar keer is voorgevallen dat verpleeghuisarts Varenkamp de naaldjes van hypodermoclyse 'gewoon weer inbracht', waar de verzorgenden ervan overtuigd waren dat de bewoner niet meer wilde leven, en daarom de naaldjes eruit trok. (In de wachtkamer van de dood, p. 129.)

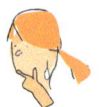

Denken

Bedenk een situatie die je hebt meegemaakt, waarin in jouw ogen te lang doorbehandeld is. Wat maakte dat jij vond dat gestopt had moeten worden met behandelen? Wat was het effect op jou en je werk? Kun je bedenken waarom de keuze gemaakt is? Vraag je wel eens aan de arts of hij het je wil uitleggen?

Samen doen

Verdeel in twee groepjes. Groepje één bedenkt tegenargumenten bij de stelling: 'Demente bejaarden kunnen niet zelf over hun leven beslissen'. Groepje twee bedenkt argumenten vóór de stelling. Neem hier tien minuten voor. Ga tegenover elkaar staan en discussieer over de stelling. Waarover zijn jullie het met elkaar eens?

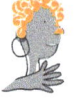

Actie

Bedenk één actie die je de komende week kunt ondernemen.

Tip: Er zijn vaak, uit medisch oogpunt, goede redenen om door te behandelen. Dat is iets waar de arts over beslist en verantwoordelijk voor is. Jij bent echter degene die de hele dag naast het bed staat en ook vaak de behandeling moet uitvoeren. Het kan een arts ook helpen om van jou te horen dat je er moeite mee hebt en waarom. Het kan jou ook helpen om aan de arts te vragen wat de redenen voor doorbehandelen zijn.

Waar haal jij energie uit?

Als ik verzorgenden vraag waarom ze in de zorg zijn gaan werken, zeggen ze dat ze het 'leuk vinden om voor mensen te zorgen', of 'iets willen doen met mensen'. (In de wachtkamer van de dood, p. 97.). "Ik vind het altijd het fijnste moment als ik iedereen lekker gewassen heb en leuk aangekleed en als ze dan samen aan het ontbijt zitten." (Citaat van een verzorgende.)

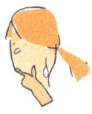

Denken

Welke dingen in je werk leveren je energie op, en welke kosten je energie? Kun je meer tijd steken in dat wat je energie oplevert? Wat maakt dat dit niet lukt? Wat heb je daarvoor nodig?

_____
_____
_____
_____

Samen doen

Doe dezelfde opdracht als hierboven, maar dan als team. Zijn er dingen die jullie allemaal energie kosten? Kunnen jullie de taken anders verdelen zodat jij en je collega's meer datgene doen waar jullie echt plezier in hebben?

_____
_____
_____
_____

Actie

Bedenk één actie die je de komende week kunt ondernemen.

_____
_____
_____
_____

Suggestie voor actie: Kies één ding waar je energie van krijgt. Zorg ervoor dat je dit deze week iedere dag doet.

Vind je het lastig om iemand uit je team aan te spreken op gedrag?

Pearl vertelt dat een collega iedere morgen voordat ze gaat werken op de wc blowt. Pearl weet dat, maar ze zegt er niets van. Waarom niet? Ze zou de zorgmanager erbij kunnen halen. Maar dat doet ze niet. Ze durft het niet, zegt ze, en ze heeft geen zin in toestanden. (In de wachtkamer van de dood, p. 209.)

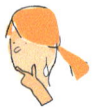

Denken

Heb je wel eens zoiets meegemaakt als in bovenstaand fragment? Iets waar je het niet mee eens was, maar waar je niets over gezegd hebt? Waarom heb je diegene niet rechtstreeks aangesproken? Wat heb je wel gedaan?

_____

_____

_____

_____

Samen doen

Wat is bij jullie de cultuur van aanspreken? Wat levert het je (en de afdeling) op als je iemand aanspreekt? Wat kost het je om iemand aan te spreken? Weten jullie van elkaar wie het makkelijk of moeilijk vindt om collega's aan te spreken op gedrag?

_____

_____

_____

_____

Actie

Bedenk één actie die je de komende week kunt ondernemen.

_____

_____

_____

_____

Tip: Als je iemand wil aanspreken op gedrag (en dus eigenlijk gedrag wilt veranderen), begin dan met het geven van complimenten als iemand juist wél het gedrag laat zien dat jij graag zou willen.

Heb je wel eens een dierbare bewoner verloren?

Colette heeft avonddienst. Ze is aangedaan als ze hoort dat mevrouw Van Dam stervende is. Maar ze is ook blij dat zij vanavond werkt. Ze hoopt dat mevrouw Van Dam in haar dienst zal overlijden of anders de volgende morgen als Femke weer werkt. (In de wachtkamer van de dood, p. 43.)

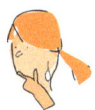

Denken

Bedenk een voorbeeld van een sterfgeval van een dierbare bewoner dat je hebt meegemaakt. Hoe ben je daarmee omgegaan? Waar had je last van? Wat had je nodig? Heb je dat gekregen?

Samen doen

Wat vonden jullie als team een moeilijk sterfgeval? Hoe zijn jullie daarmee omgegaan? Wat hadden jullie nodig van elkaar en heb je dat ook gekregen? Hoe gaan jullie samen om met het overlijden? Hoe communiceren jullie het naar elkaar als iemand overleden is?

Actie

Bedenk één actie die je de komende week kunt ondernemen.

Tip: Als iemand is overleden of gaat overlijden, stel dan aan de orde wat je daarbij nodig hebt als individu en als team.

Ruimte voor aantekeningen

Ruimte voor aantekeningen

2 Ik en mijn team

Jullie staan samen voor de opdracht om zo goed mogelijk voor de bewoners te zorgen. Daar komt veel bij kijken. Je moet samenwerken, de taken verdelen, elkaar aanspreken, afstemmen. Wat heb je van elkaar nodig? Op wie doe je graag een beroep? Wat zijn de normen? Wat zijn taboes in jullie team? Dit tweede deel draait helemaal om hoe jij in je team 'staat'. Hoe werk jij het liefst en hoe zorg je ervoor dat je dat krijgt? Waar ben je goed in en wat wil je nog graag leren?

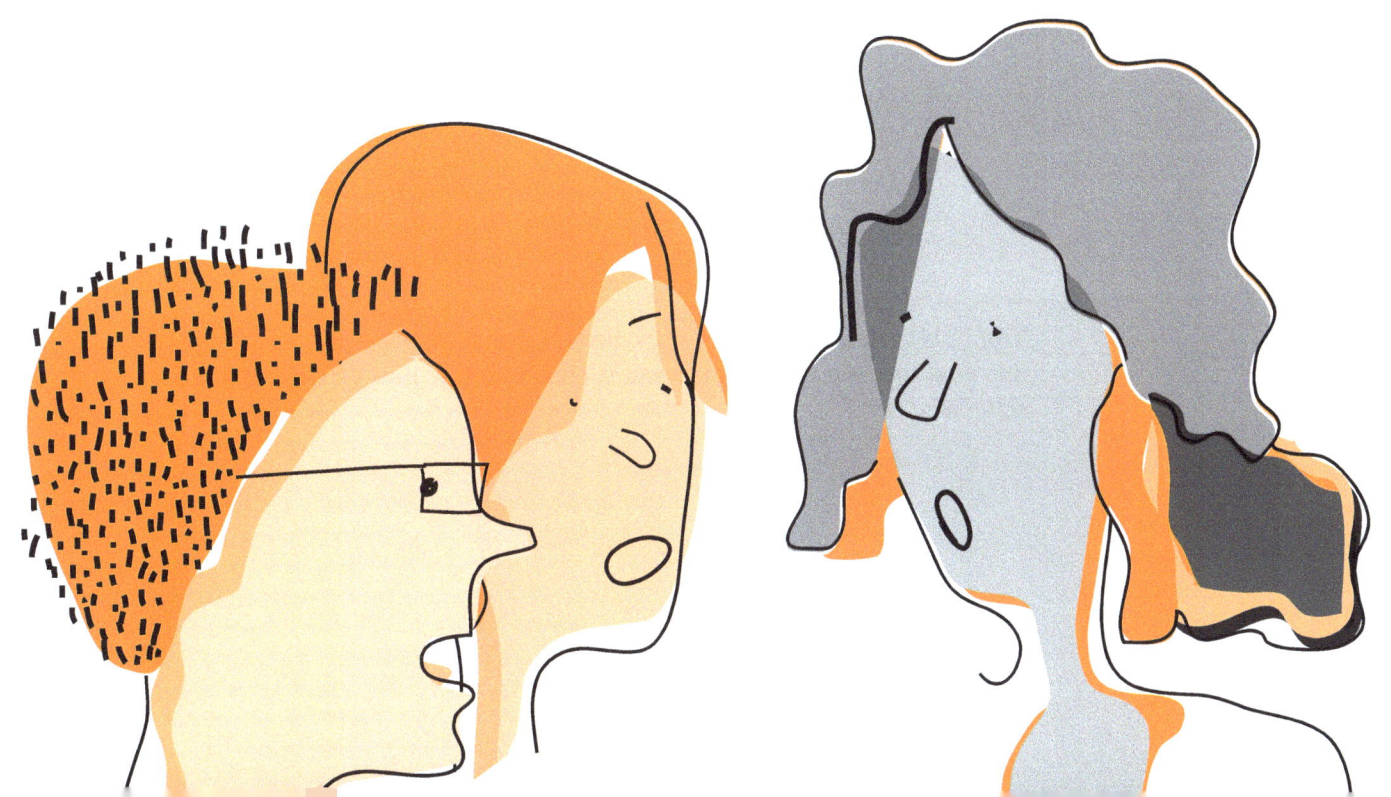

Waar zouden jullie als team extra geld voor willen krijgen?

Er lijkt werkelijk voor alles te weinig geld te zijn: tafelkleedjes, bloemen, het verven van de gangen, en koekjes bij de koffie. Van Raalten legt iedere week een tientje van het bloemengeld opzij om te sparen voor kunststofbloemen en kleedjes op de tafels. Zo hoopt ze de huiskamers op te fleuren. (In de wachtkamer van de dood, p. 28.)

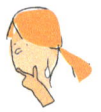

Denken

Zijn er kleine dingen die jij zou willen veranderen die misschien niet zoveel moeite of geld kosten maar toch een verschil zouden kunnen maken?

_____

_____

_____

_____

Samen doen

Roep eens met z'n allen wat je allemaal anders zou willen op je afdeling. Niks is goed of fout. Hoe gekker hoe beter. Kijk of je ideeën krijgt van de ideeën van anderen. Schrijf alle ideeën, hoe raar ook, op een flip-over. Zet dan allemaal een kruisje bij de twee ideeën waarvan je denkt dat je met vrij weinig inspanning/moeite/geld toch een verschil kunt maken. Kijk welk idee de meeste kruisjes heeft en neem actie!

_____

_____

_____

_____

Actie

Bedenk één actie die je de komende week kunt ondernemen.

_____

_____

_____

_____

> **Tip:** Er is vaak te weinig geld voor dingen, maar soms kan er meer dan je denkt, dus kom met een goed plan, neem je enthousiasme mee en trek de stoute schoenen aan!

Waar praat je over met collega's?

Inderdaad, de gesprekken in de pauze gaan vaak over wat er gekookt gaat worden en waar je lekkere dingen kunt kopen. Iedereen heeft wel een adresje waar je voor weinig geld een emmer pindasaus kan kopen. (In de wachtkamer van de dood, p. 66.)

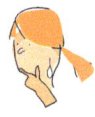

Denken

Wil je het wel eens ergens anders over hebben? Neem je daar het voortouw in?

_____
_____
_____
_____

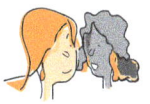

Samen doen

Stel: jullie winnen een prijs. Waar zou die prijs voor zijn? Wat maakt jullie team leuk? Wat is daarvan de valkuil?

_____
_____
_____
_____

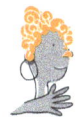

Actie

Bedenk één actie die je de komende week kunt ondernemen.

_____
_____
_____
_____

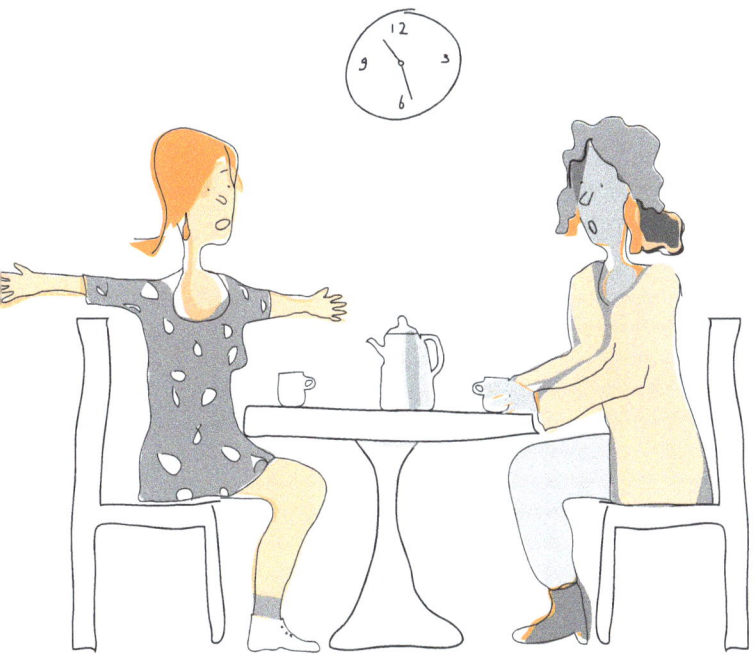

Suggestie voor actie: Neem in de pauze eens een vraag uit dit boek en heb het daarover. Hoe is dat? Leuk of wordt het dan ineens weer werk?

Leuke activiteiten verzinnen?

In het weekend wordt er regelmatig in de ruimte van de activiteitenbegeleiding gekookt. Iedereen neemt iets mee. (In de wachtkamer van de dood, p. 67.)

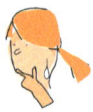

Denken

Verzin jij wel eens iets dat jullie met de bewoners zouden kunnen doen? Voer je het ook uit? Krijg je mensen mee?

_____
_____
_____
_____

Samen doen

Hoe is bij jullie de relatie tussen de verzorging en de activiteitenbegeleiding? Ga eens met elkaar om de tafel om te kijken wat je van elkaar nodig hebt. Hoe kun je als verzorgende bijdragen aan de activiteiten, en hoe kun je hier ook zelf ideeën voor aandragen? Bedenk eens één leuk plan voor de komende maand waar jullie allemaal achter staan.

_____
_____
_____
_____

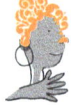

Actie

Bedenk één actie die je de komende week kunt ondernemen.

_____
_____
_____
_____

Tip: Activiteiten voor bewoners worden veel leuker als je er samen aan werkt, en daarvoor is het belangrijk dat je betrokken wordt, en ook laat horen dat je betrokken wilt worden.

Wat vind je ervan dat sommige collega's meer tijd besteden aan de uiterlijke en lichamelijke verzorging van bewoners dan andere collega's?

Justine vindt Surinaamse collega's veel beter in de lichamelijke verzorging. Die zullen de bewoners met vet insmeren, de deodorant niet vergeten en mooie kleding uitzoeken. Hollanders doen dat 'roets, roets, roets'. (In de wachtkamer van de dood, p. 67)

Verzorgende Piet zegt: "De basis is eten, drinken en lichamelijke verzorging. Als jij dement bent en je vijf dagen niet hebt gewassen, is er weinig sprake meer van kwaliteit van leven. Je sociale contacten lijden daar namelijk wel onder." (In de wachtkamer van de dood, p. 101)

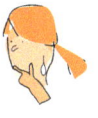

Denken

Besteed jij veel aandacht en tijd aan uiterlijke en lichamelijke verzorging? Waarom doe je dat? Wat vind je daar belangrijk aan? Wat merk je aan bewoners als je hier meer of minder tijd en aandacht aan besteedt?

Samen doen

Iedereen bedenkt in vijf minuten voor zichzelf wat hij of zij belangrijk vindt aan uiterlijke en lichamelijke verzorging van bewoners. Schrijf het voor jezelf op. Vertel het om de beurt aan elkaar. Je vraagt steeds opnieuw aan de volgende persoon: "Wat vind jij belangrijk aan uiterlijke en lichamelijke verzorging van bewoners?" Als de een praat, is de rest stil. Je stelt geen vragen tussendoor en maakt geen opmerkingen: iedereen vertelt van zichzelf wat hij of zij ervan vindt.

Actie

Bedenk één actie die je de komende week kunt ondernemen.

Suggestie voor actie: Werk bij de lichamelijke verzorging eens met iemand mee waar je anders niet veel mee samenwerkt, en stel elkaar vragen over waarom je het doet als je het doet, zonder te oordelen.

Werk je in een multicultureel team?

Ze legt uit dat de meeste verzorgenden buitenlanders zijn. Dat ze al vroeg zelfstandig moesten zijn. Dat ze in een vreemd land kwamen, en zich moesten aanpassen. (In de wachtkamer van de dood, p. 195.)

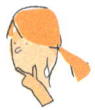

Denken

Hoe kijk jij vanuit jouw achtergrond aan tegen het verpleeghuis als instelling? Heeft dat een invloed op je werk?

Samen doen

Doe alsof de vloer de wereld of Nederland (als jullie uit Nederland komen) is. Ga daar staan op de 'kaart' waar je vandaan komt. Vertel vanaf die plek ieder een leuke jeugdherinnering aan elkaar.

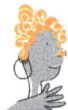

Actie

Bedenk één actie die je de komende week kunt ondernemen.

Suggestie voor actie: Als je iemand van een andere cultuur (bewoner of collega) iets ziet doen wat je niet begrijpt, vraag dan eens (zonder oordeel) of hij of zij iets wil vertellen over waarom hij het zo doet.

Heb je wel eens ondersteuning van collega's nodig?

"Soms zie ik collega's koffiedrinken terwijl ik de benen onder mijn lijf vandaan ren. Dan zou ik ze wel een schop willen verkopen!" (Citaat verzorgende)

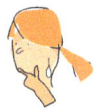

Denken

Heb je wel eens ondersteuning van collega's nodig? Hoe ziet die ondersteuning van collega's er dan uit? Vraag je erom? Zo niet, wat houdt je tegen?

Samen doen

Vul in en lees aan elkaar voor:
"Ik heb ondersteuning van collega's nodig als..."
"Ik zou het dan fijn vinden dat collega's..."
Maak dit zo concreet mogelijk, dus niet: "Ik vind het fijn als ze collegiaal zijn", maar: "Ik vind het fijn als ze me te hulp schieten als ik nog niet klaar ben met wassen en zij wel."

Actie

Bedenk één actie die je de komende week kunt ondernemen.

Suggestie voor actie: Als je ondersteuning van collega's nodig hebt, zeg dan duidelijk, positief en toekomstgericht wat je nodig hebt. Dus niet: "Ik vind het vervelend als je me niet helpt met wassen", maar: "Ik vind het heel fijn als je me even wilt helpen met wassen."

Zeggen jij en je collega's altijd goedemorgen en gedag tegen elkaar?

"Er zijn collega's, die zeggen nooit goedemorgen. Dat vind ik dus echt niet kunnen, zo oncollegiaal!" (Citaat van een verzorgende)

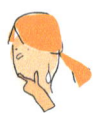

Denken

Groet je zelf altijd iedereen? Wie wel, wie niet? In wat voor omstandigheden wel en welke niet? Wat zegt je dat?

___
___
___
___

Samen doen

Vertel allemaal iets over 'goedemorgen': Zeg je altijd goedemorgen? Waarom? Wat betekent goedemorgen voor jou? Wat zeg je er eigenlijk mee tegen de ander? Als iemand anders geen goedemorgen tegen je zegt, wat denk je dan?

___
___
___
___

Actie

Bedenk één actie die je de komende week kunt ondernemen.

___
___
___
___

Tip: Als iemand je niet groet, ga er dan niet vanuit dat dat betekent dat hij je niet ziet staan of niet belangrijk vindt, maar met iets anders bezig is. Roep dan vrolijk en nadrukkelijk 'goedemorgen!' en kijk wat het oplevert.

Geef je wel eens kritiek op je collega's?

Toen hij hoorde wat er in de brief stond, heeft hij tegen zijn collega's gezegd: "Nu hebben jullie haar kapot gemaakt. Is dat waar jullie op uit zijn?" Die kritiek is niet in goede aarde gevallen. (In de wachtkamer van de dood, p. 229)

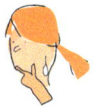

Denken

Geef je zelf wel eens kritiek op collega's? Hoe doe je dat dan? Wat vind je er moeilijk aan? Wat denk je dat er gebeurt als je kritiek geeft?

_____
_____
_____
_____

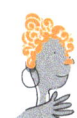

Samen doen

Lees bovenstaand fragment uit 'In de wachtkamer van de dood' nog eens door. Wat vind je van deze manier van kritiek geven? Snap je dat die kritiek niet in goede aarde is gevallen? Geef je zelf wel eens kritiek? Krijg je wel eens kritiek? Hoe krijg je het liefst kritiek? Wissel dit met elkaar uit. Wisten jullie dit van elkaar? Wat heb je eraan om dit te weten?

_____
_____
_____
_____

Actie

Bedenk één actie die je de komende week kunt ondernemen.

_____
_____
_____
_____

Tip: Als je iemand kritiek wilt geven en je wilt dat het aankomt, zeg dan wat je ziet (feitelijk gedrag dat je kunt zien), wat het gevolg ervan is, en het effect op jou, en wat je graag zou willen dat de ander graag deed. En zeg dan even niks (dan is de ander aan de beurt)!

Praat je met collega's wel eens over moeilijke dingen die je tegenkomt in je werk?

"We moet voorkomen dat we moedeloos worden", zegt Van Raalten. "Het lijkt me moeilijk voor jullie. Praten jullie er onderling over?" (In de wachtkamer van de dood, p. 73)

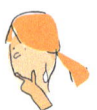

Denken

Praat je met collega's wel eens over moeilijke dingen die je tegenkomt in je werk? Zo niet, wat houdt je tegen? Wat heb je daarvoor nodig? Hoe zou je dat willen? Kan dat ook in het dagelijks werk? Helpt het om over moeilijke dingen te praten? Wat levert dat op?

___
___
___
___

Samen doen

Waar vind je dat je 'tegen zou moeten kunnen' als je dit werk doet? Hoe denken je collega's daarover? Wat heb je nodig om er ook echt tegen te kunnen? En krijg je dat altijd?

___
___
___
___

Actie

Bedenk één actie die je de komende week kunt ondernemen.

___
___
___
___

Suggestie voor actie: De volgende keer als je ergens last van hebt, bespreek het dan met één collega en kijk wat het je oplevert.

Wat zijn in jullie team de normen (wat je moet doen)?

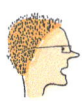

Het meest krijg ik het aan de stok met Rutger Varenkamp (verpleeghuisarts) als ik hardnekkig blijf spreken over 'patiënten' en 'dagverblijf'. Hij verbetert me iedere keer beslist: "Nee, bewoners. De mensen wonen hier. Patiënten liggen in het ziekenhuis." En: "Het is de huiskamer, geen dagverblijf. Jouw huiskamer noem je toch ook geen dagverblijf?" (In de wachtkamer van de dood, p. 35)

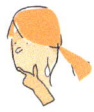

Denken

Is bovenstaand fragment herkenbaar? Geef eens een ander voorbeeld van iets dat 'echt niet kan' bij jullie? Wordt daar open over gesproken of weet iedereen zonder het uit te spreken dat het zo werkt? Hoe gaat het dan als er nieuwe collega's komen, worden die van deze normen op de hoogte gesteld?

Samen doen

Verdeel de groep in twee groepen en schrijf op een flip-over wat 'moet' bij jullie. Als meer dan twee mensen van je groepje het voelen als een 'regel' dan schrijf je het op. Wat zijn de regels? Hebben beide groepen dezelfde dingen? Wat zegt dit jullie? Zijn die regels nog nuttig? Of zijn ze ooit ontstaan in een hele andere situatie?

Actie

Bedenk één actie die je de komende week kunt ondernemen.

Tip: Normen en taboes van je team vallen jezelf meestal niet op omdat het zo 'gewoon' is geworden. Het is vaak leuk om aan iemand die nieuw is op jullie afdeling te vragen "Wat vind je nou opvallend, leuk, raar, onbegrijpelijk op onze afdeling?"

Is een gevoel van tekortschieten bespreekbaar in het team?

Als de arts is vertrokken, verandert geleidelijk de sfeer in het kantoortje. Er worden vermoeidheden uitgewisseld en lachend grapjes gemaakt. […] "Vorige week had ik nachtdienst", vertelt Christa. "Vierentwintig mensen uit de poep halen! Wat een werk. Er wordt gezegd dat we om de zoveel tijd bij bepaalde bewoners moeten gaan kijken, maar voordat ik eraan toe ben, is het uren later." (In de wachtkamer van de dood, p. 116)

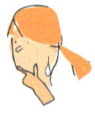

Denken

Heb je wel eens het gevoel dat je niet goed genoeg oplet? Hoe komt dat? Zeg je er ook iets over tegen je collega's of leidinggevenden?

_____
_____
_____
_____

Samen doen

Kun je een situatie bedenken waarin je het gevoel had dat je door omstandigheden (bijvoorbeeld slechte bezetting) echt onverantwoordelijk bezig was? Niet de zorg kon geven die je zou moeten geven om risico's te vermijden? Waardoor kwam dat? Kon je dat ook aangeven aan je manager? Wat is daarin je eigen verantwoordelijkheid?

_____
_____
_____
_____

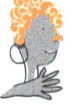

Actie

Bedenk één actie die je de komende week kunt ondernemen.

_____
_____
_____
_____

Tip: Je werkt in een omgeving waarin ongelukken gebeuren. Mensen vallen, doen zich pijn. Aan de ene kant moet je jezelf niet opleggen dat jij dat allemaal kunt voorkomen, maar trek wel hard aan de bel op het moment dat je vindt dat de bewoners onnodig risico lopen. Dat is jouw verantwoordelijkheid!

Wat heb je van je collega's nodig als je overbelast bent?

"Als ik weet dat mijn kind ziek thuis ligt, dan werk ik niet lekker en loop ik de hele dag te snauwen." (citaat van een verzorgende)

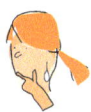

Denken

Bedenk een situatie waarin jij je overbelast voelde. Heb je toen hulp gevraagd aan collega's? Zo ja, wat heb je daaraan gehad? Zo nee, wat had je eigenlijk nodig?

_____
_____
_____
_____

Samen doen

Kies per persoon één situatie waarin je je overbelast voelde. Wat was de situatie? Wat maakte de overbelasting? Wisten je collega's ervan? Wat heb je gedaan? Wat was het resultaat? Als één van je collega's overbelast is, wat wil je dan van hem of haar?

_____
_____
_____
_____

Actie

Bedenk één actie die je de komende week kunt ondernemen.

_____
_____
_____
_____

Suggestie voor actie: Bedenk voor jezelf wat je nodig hebt van een collega als je overbelast bent. Vraag dit de volgende keer als je in die situatie komt. Let er dan op dat je de ander niet het gevoel geeft dat hij of zij iets fout heeft gedaan. Houd het bij jezelf. "Ik vond het lastig dat … en wil heel graag dat je me er even bij helpt."

Wat zijn in jullie team taboes (wat mag absoluut niet)?

Dan breng ik mevrouw Bloem ter sprake, die voortdurend roept dat ze naar het toilet moet. Dat wordt door sommige verzorgenden genegeerd. Ze voeren daarvoor aan dat ze ontzettend vaak roept, dat ze vergat dat ze al naar de wc geweest is en dat ze toch een inco draagt. Rutger Varenkamp (arts) verschiet van kleur: "Dat mag natuurlijk niet." (In de wachtkamer van de dood, p. 122)

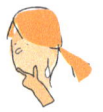

Denken

Is bovenstaand stukje herkenbaar? Waarvan zou jij zeggen: "Dat mag natuurlijk niet."? Is iedereen dat altijd met je eens? Stel je dat wel eens aan de orde?

_____
_____
_____
_____

Samen doen

Verdeel de groep in twee teams. Beide teams schrijven op een flip-over wat echt niet mag/kan bij jullie (in je werk, in de communicatie met elkaar etc.). Als meer dan twee mensen van je groepje iets voelen als een taboe, dan schrijf je het op. Hebben beide groepen dezelfde dingen? Wat zegt dit jullie? Wat leveren die taboes jullie op?

_____
_____
_____
_____

Actie

Bedenk één actie die je de komende week kunt ondernemen.

_____
_____
_____
_____

Tip: Stel je taboes aan de kaak! Zo hebben veel verzorgingsteams een taboe op kritiek aan elkaar geven om het 'gezellig te houden'. Je kunt je afvragen: werkt het? Levert het op wat je wilt?

Wat vind jij de kwaliteiten van jullie team?

"Wij zijn altijd heel begripvol naar elkaar, en als we iets niet begrijpen van de ander dan nemen we uitgebreid de tijd om uit te zoeken hoe het zit. Dat kan er wel eens toe leiden dat we wel heel veel gaan zitten praten en begrijpen. Soms moet er ook gewoon iets gebeuren." (Citaat van een verzorgende)

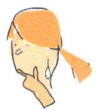

Denken

Wat vond jij toen je in deze baan kwam werken de leuke dingen aan het team? Zeg je dat wel eens tegen je collega's? Herkennen zij dit ook?

_____
_____
_____
_____

Samen doen

Wat vind je dat jullie als team heel goed doen? Wat levert jullie dit op? Wat kan hier ook de valkuil van zijn (als je te veel van het goede doet)? Bijvoorbeeld te veel 'zorgzaamheid' kan 'betutteling' worden. En heel tolerant naar elkaar zijn, kan maken dat het moeilijk wordt om elkaar aan te spreken.

_____
_____
_____
_____

Actie

Bedenk één actie die je de komende week kunt ondernemen.

_____
_____
_____
_____

Tip: Bedenk wat heb je nodig om te zorgen dat de kwaliteit van je team (bijvoorbeeld 'tolerantie') geen valkuil (bijvoorbeeld 'elkaar niet aanspreken') wordt.

Wie geeft de planten op jullie afdeling water?

"Niemand heeft me wat gezegd. Hoe kan ik het dan weten?" (In de wachtkamer van de dood, p. 115)

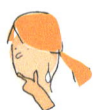

Denken

Bij welke dingen is het steeds onduidelijk wie er verantwoordelijk voor is? Breng je dat wel eens ter sprake? Heb je wel eens het gevoel bij iets dat als jij het niet zou doen niemand het zou doen?

_____
_____
_____
_____

Samen doen

Maak eens een lijstje van dingen waarvan jullie niet weten wie ervoor verantwoordelijk is. En wie doet het dan? Wat zegt jullie dat?

_____
_____
_____
_____

Actie

Bedenk één actie die je de komende week kunt ondernemen.

_____
_____
_____
_____

Tip: Als je je ergert aan het feit dat jij 'dit altijd moet doen', zeg dan iets over hoe jij dat vindt, wat voor gevoel het jou geeft.

Waar ben jij 'allergisch' voor bij collega's?

"Ik kan er niet tegen als ik een collega rustig een sigaret zie roken als er nog zoveel moet gebeuren. Dan heb ik echt de neiging haar bij de haren aan het werk te sleuren!" (Citaat verzorgende)

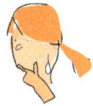

Denken

Welk gedrag irriteert jou enorm? Is het tegenovergestelde van dit gedrag misschien iets dat jij heel goed kan? Als de ander dat gedrag minder extreem laat zien, is het dan misschien iets waar jij meer van kunt gebruiken? Bedenk een voorbeeld.

___

___

___

___

Samen doen

Ieder noemt één soort gedrag dat hem haar enorm irriteert (zonder het persoonlijk te maken). De anderen mogen zeggen of ze het tegenovergestelde daarvan herkennen als een kwaliteit van degene die zich ergert. Bijvoorbeeld: erger jij je aan luiheid dan ben je zelf misschien enorm ijverig.

___

___

___

___

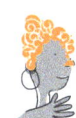

Actie

Bedenk één actie die je de komende week kunt ondernemen.

___

___

___

___

Tip: Als iemand iets doet dat jou irriteert, probeer dan eens te kijken wat de onderliggende kwaliteit ervan is. Zeg daar ook iets over als je de ander aanspreekt: "Ik vind het wel goed van je dat je gewoon pauze neemt als het tijd is, maar ik zou het heel fijn vinden als je me nog even helpt met mevrouw Peters. Gaan we daarna lekker samen koffiedrinken?"

Hoe zie jij je team?

"We hebben bij ons in het team echt twee kampen. Het ene deel klaagt overal over en is heel negatief, en het andere deel wil er gewoon lekker samen tegenaan. Of je een prettige dag hebt, hangt er dus heel erg vanaf bij wie je wordt ingedeeld." (Citaat van een verzorgende)

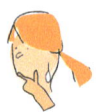

Denken

Wat vind jij van hoe jou team samenwerkt? Welke wensen heb jij voor hoe het team met elkaar omgaat? Zeg je daar wel eens iets over?

_____
_____
_____
_____

Samen doen

Verdeel je team in groepjes van drie. Ieder groepje maakt een tekening van een dier dat voor die groep staat, voor hoe jullie als team zijn (mag een bestaand dier zijn maar ook een fantasiedier). Vertel daar iets over aan de andere groepen. Wat is er leuk aan jullie dier? Zou er wat jullie betreft ook wel iets aan kunnen verbeteren?

_____
_____
_____
_____

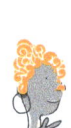

Actie

Bedenk één actie die je de komende week kunt ondernemen.

_____
_____
_____
_____

Tip: Je denkt vaak "zo is het hier nu eenmaal", maar er kan meer veranderen dan je denkt als je dingen naar elkaar uitspreekt. En als jij ergens last van hebt, dan ben je daar meestal niet alleen in!

Hoe is bij jullie de overdracht geregeld?

"Jullie moeten overdrachten in de dossiers schrijven en aan jullie collega's overdragen. Iedere dienst opnieuw." (In de wachtkamer van de dood, p. 116)

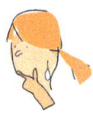

Denken

Bedenk een situatie waarin een minder goede overdracht geleid heeft tot minder goede zorg.

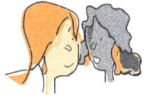

Samen doen

Kies één ingebrachte situatie waarin een minder goede overdracht heeft geleid tot minder goede zorg. Had het voorkomen kunnen worden? Wat maakt dat het geen goede overdracht was? Wat zijn de voorwaarden voor een goede overdracht? Welke oplossingen kun je daarvoor bedenken? Wat zou de overdracht gemakkelijker maken? Zijn die oplossingen haalbaar? Wat voor overdracht heb je van elkaar nodig? (Hou het uitvoerbaar. 'Alles opschrijven' is bijvoorbeeld niet echt haalbaar.)

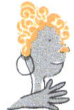

Actie

Bedenk één actie die je de komende week kunt ondernemen.

Tip: Het ideaalplaatje voor een goede overdracht is meestal niet haalbaar. Dat leidt er vaak toe dat mensen er 'helemaal niet meer aan beginnen'. Zorg dat je je doelen dus niet te hoog stelt en houd je vervolgens samen aan de afspraken.

Wie houdt zich waar mee bezig?

"Soms lees ik de krant met de PG-bewoners. Dan zitten we samen rond de tafel en lees ik wat voor en dan praat ik er met hen over. Ik denk dan dat ik toch een aantal bewoners leuk bezighoud, maar mijn collega's vinden het niks. Die komen met rammelende koffiekarren langslopen en kijken me aan met zo'n gezicht van: 'Ja ja, jij lekker de krant lezen en ik al het werk doen!'" (Citaat verzorgende)

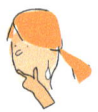

Denken

Is dit herkenbaar? Hoe vaak word je ervan weerhouden contact te maken met bewoners omdat de dagelijkse zorg voorop staat, en er ook meer uitziet alsof je 'iets aan het doen bent'?

_____
_____
_____
_____

Samen doen

Is dit herkenbaar? Wie van jullie trekt zich niets aan van de rammelende koffiekarren en wie wil wel graag 'het werk af hebben' voordat hij iets gezelligs gaat doen met bewoners? En wat vind je dan van elkaar? Wat heb je nodig van elkaar?

_____
_____
_____
_____

Actie

Bedenk één actie die je de komende week kunt ondernemen.

_____
_____
_____
_____

Tip: Spreek met elkaar af wie er wanneer wat tijd mag nemen om wat leuks met de bewoners te doen en zorg dat dit eerlijk verdeeld wordt.

Is de sfeer hier wel eens negatief?

"Ik word er zo moe van. Wil ik lekker aan het werk, komt mijn collega zuchtend en steunend binnen. Ze klaagt over de bezetting, de bewoners, het management. Alles wat we bedenken vindt ze bij voorbaat niks. Gek word ik er van. Dan werk ik liever met één man minder maar dan wel met mensen die er positief in staan." (Citaat verzorgende)

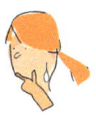

Denken

Vind je jezelf positief of negatief in je werk staan? Wanneer klaag jij? Wat levert je dat op?

_____
_____
_____
_____

Samen doen

Spreek individueel naar elkaar uit hoe je het graag zou willen in het team. Denk je dat je zelf meestal negatief bent, of dat je op zoek gaat naar wat je wel kunt, waar je wel invloed op hebt. Hoe zien je collega's dat?

_____
_____
_____
_____

Actie

Bedenk één actie die je de komende week kunt ondernemen.

_____
_____
_____
_____

Tip: Klagen kan een functie hebben. Even lekker ventileren, afreageren. En als je daarna weer vrolijk verder kunt, is dat prima. Als je langdurig met je team in een negatieve sfeer blijft hangen, dan kost het jullie heel veel energie. En bedenk je: er gaat een zuigende kracht uit van negativiteit. Vaak willen veel meer van je teamgenoten positief in hun werk staan dan je zou denken.

Ruimte voor aantekeningen

Ruimte voor aantekeningen

3 Ik en bewoners

De bewoners, dat is waar het uiteindelijk om gaat. Of zou moeten gaan. Verzorgenden verzuchten regelmatig dat ze het gevoel hebben dat het daar helemaal niet meer om gaat, maar bijvoorbeeld om 'je werk afkrijgen', 'papierwerk' en 'brandjes blussen'. In dit hoofdstuk vind je onderwerpen om te gaan kijken naar je relatie met de bewoners en wat je kunt doen om daar zelf de inhoud aan te geven die je zou willen.

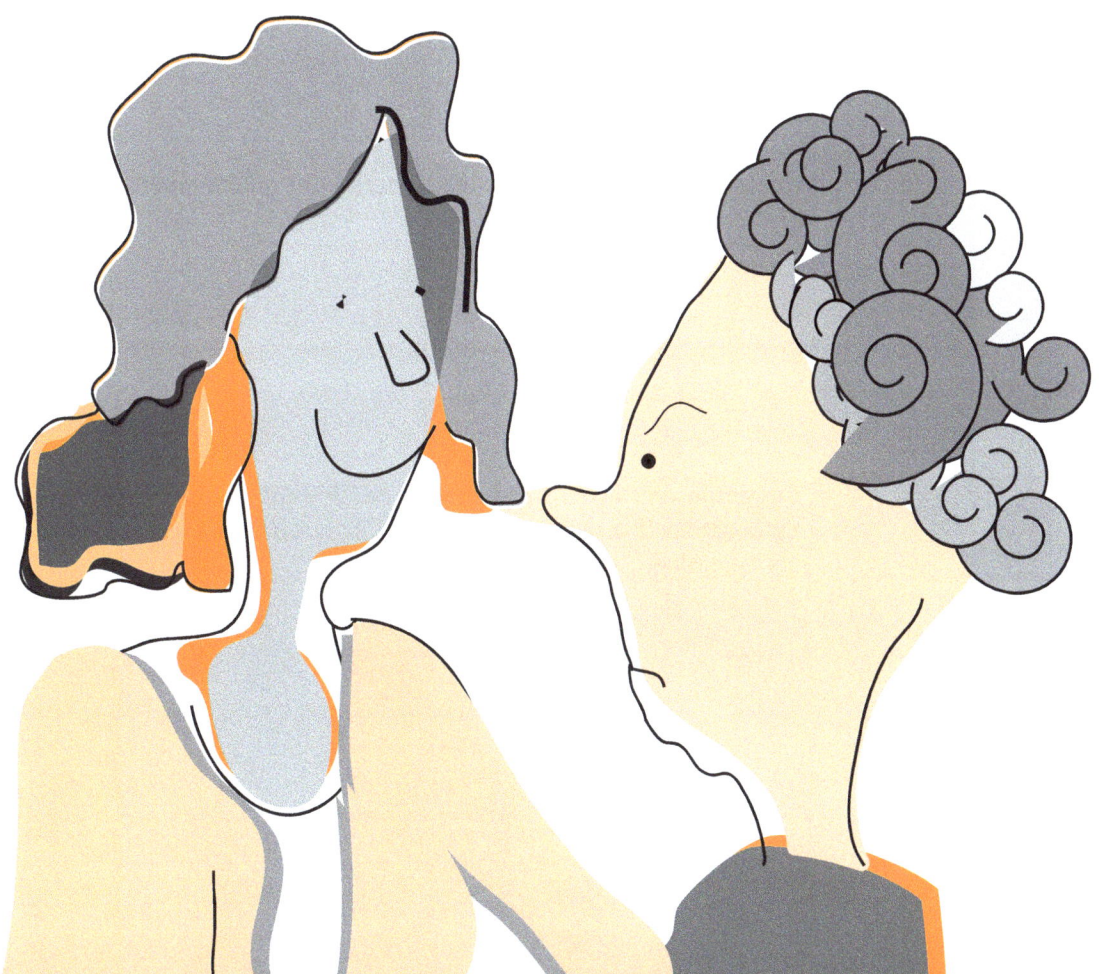

Wat doen extra tijd en aandacht met bewoners?

"Dat merk je duidelijk tijdens bewonersvakanties. Dan is er meer personeel en krijgen de bewoners meer individuele aandacht. Ineens blijken mensen dan wel met mes en vork te kunnen eten", vertelt Piet. En hebben ze belangstelling voor hun omgeving. Dan blijkt dat het ze wel kan schelen of hun haar goed zit. Als er per bewoner een verzorgende zou zijn, zou het veel beter gaan, daar is Piet van overtuigd. Maar dat is niet haalbaar. (In de wachtkamer van de dood, p. 101)

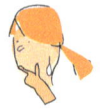

Denken

Wat merk jij aan bewoners als je extra tijd en aandacht aan ze besteedt? Wat valt je dan op? Wat kost het je om extra tijd en aandacht te investeren? Wat levert het je op?

Samen doen

Schrijf eens individueel op aan wie je de meeste aandacht besteedt en waarom. Vergelijk dat met elkaar. Aan wie besteden jullie de meeste extra aandacht? Verdelen jullie dat of is het steeds dezelfde die extra aandacht krijgt?

Actie

Bedenk één actie die je de komende week kunt ondernemen.

Suggestie voor actie: Neem je voor om de aankomende week aan één bewoner extra aandacht te gaan besteden, en kijk wat dat voor effect heeft (dit kun je ook als team doen, en dan ieder één bewoner).

Praat je wel eens met bewoners over het verleden?

Haar luide stem verraadt haar verleden. Ze was cabaretière en vertelt daar graag over: "Della Distel was mijn artiestennaam, dat klonk beter dan mijn eigen naam: Anneke Bloem. Ik stond met mijn man op het toneel. De Salamanca's, dat waren wij." (In de wachtkamer van de dood, p. 36)

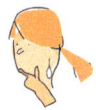

Denken

Praat je wel eens met bewoners over het verleden? Waarom vind je dat belangrijk?

Samen doen

Stel eens één bewoner centraal en wissel met elkaar uit wat jullie allemaal bij elkaar van deze bewoner weten. Schrijf het bijvoorbeeld op een flip-over. Wat merk je? Kun je er één actiepunt uithalen voor deze bewoner?

Actie

Bedenk één actie die je de komende week kunt ondernemen.

Suggestie voor actie: Probeer allemaal in de loop van één week van één bewoner (of zijn familie) te achterhalen hoe zijn verleden eruit heeft gezien, en vertel hierover aan elkaar.

Ken je van alle bewoners de geloofsovertuiging?

Mevrouw Scharloo is somber over haar leven in het verpleeghuis. Zo somber dat ze dood wil. Een probleem is haar geloof. Mevrouw Scharloo is Rooms Katholiek. "Die mogen niet vragen om dood te gaan", legt Christa uit. "Die man daarboven beslist dat." (In de wachtkamer van de dood, p. 77)

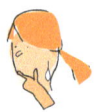

Denken

Ken je van alle bewoners de geloofsovertuiging? Hoe komt het dat je dat wel of niet weet? Hoe is je eigen geloofsovertuiging van invloed op je werk?

_____
_____
_____
_____

Samen doen

Wat is je eigen geloofsovertuiging, of die van je collega's en hoe beïnvloedt dat je werk? Zie je wel eens bewoners vanuit een bepaalde geloofsovertuiging iets doen waar je moeite mee hebt? Hoe ga je daarmee om? Hoe zien de anderen dat?

_____
_____
_____
_____

Actie

Bedenk één actie die je de komende week kunt ondernemen.

_____
_____
_____
_____

Suggestie voor actie: Als iemand de komende week iets zegt over zijn geloofsovertuiging, vraag dan eens wat hij of zij in het verpleeghuis wil met zijn geloof en of dat ook lukt.

Kun je altijd met woorden troosten?

Aan het eind van die middag was haar echte man gekomen, met een buurman. Mevrouw Post liep naar de buurman en zei: "Karel, eindelijk, daar ben je." De tranen liepen over de wangen van meneer Post. Darah wist niet wat ze moest zeggen om hem te troosten. (In de wachtkamer van de dood, p. 49)

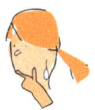

Denken

Noem eens een situatie waarbij je erg betrokken was, maar niet wist wat je moest doen. Wat wilde je graag bereiken in deze situatie? Wat is het maximale dat je kunt bereiken? Wanneer zou je tevreden over jezelf kunnen zijn?

Samen doen

Noem ieder een situatie waarin je het gevoel had dat je niets kon doen. Bespreek met elkaar: kon je echt niets doen? Zo niet, kon je het loslaten? Wat had je nog een beter gevoel kunnen geven? Is niets doen soms beter dan iets doen?

Actie

Bedenk één actie die je de komende week kunt ondernemen.

Tip: Actiegerichte verzorgenden willen in dit soort lastige situaties graag 'iets doen'. Denk eraan dat je in sommige situaties niets hoeft te 'doen', maar dat 'er zijn' voor mensen, en je begrip tonen vaak genoeg is.

Heb je voldoende tijd voor de dagelijkse verzorging van de bewoners?

Het personeelstekort heeft gevolgen voor de zorg voor de bewoners. De verzorgenden kunnen vaak niet meer doen dan de mensen uit bed halen en eten geven. (In de wachtkamer van de dood, p. 13)

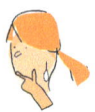

Denken

Wat is het effect op jou als je niet voldoende tijd hebt voor de dagelijkse verzorging van bewoners?

_____
_____
_____
_____

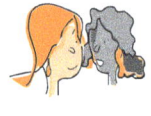

Samen doen

Neem eens een dag waarbij jullie het gevoel hadden niet genoeg tijd te hebben voor de dagelijkse verzorging. Wat wilde je bereiken? Wat hebben jullie gedaan? Wat was het resultaat? Wat hadden jullie anders kunnen doen?

_____
_____
_____
_____

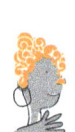

Actie

Bedenk één actie die je de komende week kunt ondernemen.

_____
_____
_____
_____

Suggestie voor actie: Als je in de komende week met een slechte bezetting staat, ga dan niet als een gek aan de slag, maar neem tien minuten de tijd om met elkaar te bespreken: hoe zorgen we dat het lukt? Wat heeft iedereen nodig? Hoe kan ieder één ding doen met een bewoner dat hem of haar het gevoel geeft toch contact te hebben gehad?

Hoe vaak zeg je "ik kom zo" en hoe vaak kom je ook daadwerkelijk?

"Het moeilijke van het werk", vertelt Colette, "is dat er zoveel tegelijk moet gebeuren." Ze hoort het zichzelf zeggen: "Ik kom zo, ik kom zo, wacht even." Maar vaak komt ze helemaal niet. Omdat ze er geen tijd voor heeft. (In de wachtkamer van de dood, p. 90)

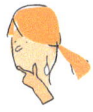

Denken

Hoe voel jij je als je belooft te komen en het lukt je toch niet? Wat is het effect daarvan op je werk? Denk je dat bewoners dat doorhebben?

Samen doen

Wat zijn je alternatieven voor 'ik kom zo' zeggen? Doe het eens voor in een snel rondje. Eén van jullie roept: "Zuster, zuster kunt u even komen?" en de rest doet allemaal even voor op welke manier je zegt dat je er zo aankomt.

Actie

Bedenk één actie die je de komende week kunt ondernemen.

Tip: Bedenk je dat je bedoeling goed is, maar dat de uitwerking van 'ik kom zo' zeggen en het dan niet doen een ander effect kan hebben dan je wilt.

Vertel je altijd de waarheid aan demente bewoners?

Mevrouw Venema is een van de weinige bewoners die zich realiseert dat ze in het verpleeghuis is opgesloten. Zij brengt dat ook regelmatig ter sprake. "Ik ga dat niet ontkennen," zegt Varenkamp (arts). "Je moet de waarheid ook bij dementerenden niet uit de weg gaan." (In de wachtkamer van de dood, p. 31)

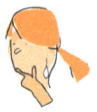

Denken

Wanneer heb je voor het laatst een onwaarheid verteld aan een dementerende bewoner? Met welk doel? Had het ook het gewenste effect?

___

___

___

___

Samen doen

Kies één bewoner uit bij wie jullie je afvragen wat je moet antwoorden op zijn of haar vragen. Vergelijk hoe jullie hier individueel mee om gaan en wat dat voor effect heeft. Kun je van elkaar leren?

___

___

___

___

Actie

Bedenk één actie die je de komende week kunt ondernemen.

___

___

___

___

Suggestie voor actie: Als je je afvraagt wat je tegen een bewoner moet zeggen, vraag eens aan een collega of familielid hoe die ermee om zou gaan.

Mogen bewoners zelf kiezen wat ze eten?

"Eten is een van de weinige pleziertjes die de mensen hier hebben", zegt hij. "Waarom voeren we geen keuzemaaltijden in? Dan kunnen ze in ieder geval zelf kiezen." (In de wachtkamer van de dood, p. 56)

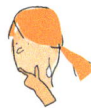

Denken

Als jij het voor het zeggen had, wat zou je dan aan het eten veranderen? Welke kleine actie zou je hiertoe kunnen ondernemen?

_____
_____
_____
_____

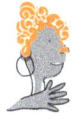

Samen doen

Van welk eten worden jullie bewoners blij? Hoe zou je ze dat meer kunnen geven?

_____
_____
_____
_____

Actie

Bedenk één actie die je de komende week kunt ondernemen.

_____
_____
_____
_____

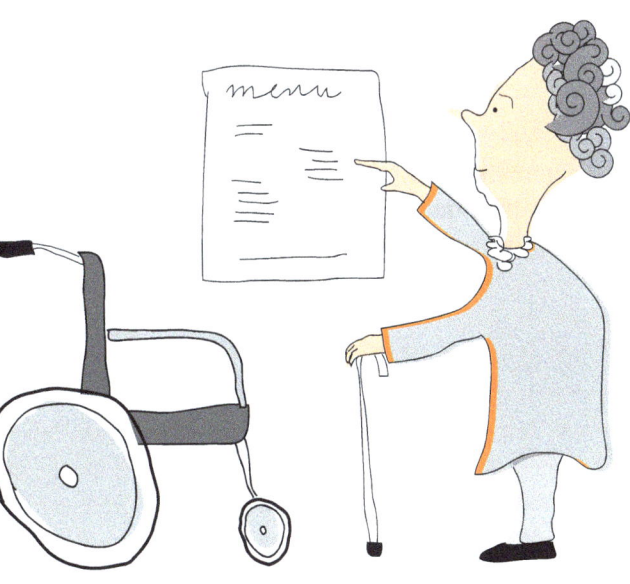

Suggestie voor actie: Maak samen eens een lijstje (ophangen bij de eetplek!) van wat je bewoners graag eten (en bij demente bewoners: waar je ze met smaak van ziet eten).

Hoe houd je rekening met de eigen-aardig-heden van bewoners?

"Misschien moet je aan de andere kant gaan zitten," adviseert Sylvia. "Mevrouw Brugsma eet beter als je met de lepel van rechts komt, heb ik gemerkt." (In de wachtkamer van de dood, p. 57-58)

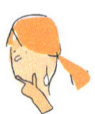

Denken

Heb je wel eens dat jij veel meer met een bepaalde bewoner kunt bereiken dan je collega of andersom? Probeer je wel eens met elkaar uit te zoeken waar dat aan ligt?

Samen doen

Zet een lege stoel midden in de ruimte en kies samen een bewoner die daar 'zit'. Stel jullie zelf dan de vraag: dit is mevrouw/meneer..., wat ZIE je? Schrijf alles wat je ziet en weet over deze persoon op een flip-over. Wat merk je? Kun je er één gezamenlijk actiepunt uithalen voor deze persoon?

Actie

Bedenk één actie die je de komende week kunt ondernemen.

Suggestie voor actie: Als je je collega de komende week iets ziet doen met een bewoner dat goed lijkt te werken, geef hem daar dan een compliment over.

Hoe zorg je voor herkenbaarheid voor bewoners?

"Mevrouw Sterk is bijvoorbeeld ontzettend gevoelig voor veranderingen en vreemde mensen. Als ze door vreemden in bed wordt gelegd, is ze de kluts kwijt. Ze vinden haar dan lastig", vertelt Colette. "Wanneer dat dagen achter elkaar gebeurt, weet ze niet meer waar ze het zoeken moet van ellende." (In de wachtkamer van de dood, p. 71)

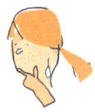

Denken

Hoe zorg jij dat de mensen en omgeving voor de bewoners zo herkenbaar mogelijk zijn? Wat maakt dat dit wel of niet lukt? Wat is het effect daarvan op jou, op je werk en op bewoners?

_____
_____
_____
_____

Samen doen

Voor welke van jullie bewoners is herkenbaarheid het belangrijkst? Waarvoor geldt dat met name? Welke kleine aanpassingen zouden jullie kunnen maken om dit meer te bieden?

_____
_____
_____
_____

Actie

Bedenk één actie die je de komende week kunt ondernemen.

_____
_____
_____
_____

Tip: Het kan goed werken om een bewoner die veel met herkenbaarheid heeft, te herinneren aan de vorige keer dat je hem/haar gezien hebt: "Weet u nog? Ik ben Colette en ik heb gisteren suikerklontjes voor u gehaald."

Heeft een bewoner wel eens tegen je gezegd dat hij of zij dood wilde?

Darah vertelt dat mevrouw Scharloo alles over haar hoofd trekt – dekens, lakens. Ze zegt steeds: "Het hoeft niet meer. Het hoeft echt niet meer." (In de wachtkamer van de dood, p. 73)

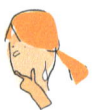

Denken

Wat is het effect op jou als iemand zegt dat hij of zij dood wil? Wat doe je?

_____
_____
_____
_____

Samen doen

Hebben jullie wel eens iemand op de afdeling gehad die dood wilde? Wat was het effect daarvan op ieder van jullie? Wat heeft ieder van jullie gedaan? Wat heeft dat opgeleverd? Wat kun je van elkaar leren?

_____
_____
_____
_____

Actie

Bedenk één actie die je de komende week kunt ondernemen.

_____
_____
_____
_____

Tip: Als iemand zegt dat hij dood wil, kan hij daar meerdere dingen mee bedoelen. Belangrijk is om in dit soort situaties open vragen te stellen en te onderzoeken wat het onderliggende gevoel is.

Wat doe je als een bewoner moeilijk gedrag vertoont?

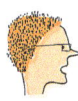

"Maar we moeten goed op haar letten, want als je je omdraait, spuugt ze het weer uit. Of ze kiepert haar bord achter de verwarming." (In de wachtkamer van de dood, p. 72)

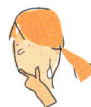

Denken

Wat vind jij lastig gedrag van bewoners om mee om te gaan? Wat doe je als je een bewoner lastig vindt? Werkt dat?

___

___

___

___

Samen doen

Schrijf op wat je zelf lastig gedrag vindt. Wie vindt datzelfde gedrag niet lastig? Hoe ga je er dan mee om?

___

___

___

___

Actie

Bedenk één actie die je de komende week kunt ondernemen.

___

___

___

___

Suggestie voor actie: Besteed deze week eens extra aandacht aan een bewoner die je lastig vindt. Levert dat je wat op?

Met welke bewoner heb jij het meest?

Colette had drie dagen niet gewerkt en schrok toen ze vanochtend mevrouw Van Dam weer zag. Ze eet en drinkt nauwelijks meer wat. Colette gebaart met haar schouder naar de tafel waarop een glas water met een rietje staat: "We blijven natuurlijk wel drinken aanbieden." De ziekenverzorgende zucht met tranen in haar ogen: "Ik zal haar moeten loslaten, vreselijk. Het is zo'n lieve schat." Colette vertelt dat mevrouw Van Dam een tweede moeder voor haar is geworden. Met haar heeft ze een beter contact dan met haar eigen moeder. En ze weet bijna zeker dat mevrouw Van Dam ook meer met haar heeft dan met haar dochter. Die komt eigenlijk nooit op bezoek. "Ongelooflijk, hè?", vindt ze. "Ik begrijp niet dat je je eigen moeder zo laat zitten!" (In de wachtkamer van de dood, p. 39).

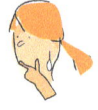

Denken

Neem een bewoner in gedachten waar jij een speciale band mee hebt of hebt gehad. Wat maakt dat jij met deze bewoner meer hebt of had dan met andere bewoners?

_____
_____
_____
_____

Samen doen

Noem ieder eens twee bewoners waar je op dit moment het meest mee hebt? Waar heeft dat mee te maken? Wat zegt dat over jullie relatie als team met de bewoners?

_____
_____
_____
_____

Actie

Bedenk één actie die je de komende week kunt ondernemen.

_____
_____
_____
_____

Suggestie voor actie: Doe deze week iets leuks met de bewoner waar je het meest mee hebt.

Hoe maak jij contact met een demente bewoner?

Hij pakt de hand van mevrouw Prins. "Kom maar zitten", zegt hij terwijl hij haar hand blijft vasthouden. (In de wachtkamer van de dood, p. 32)

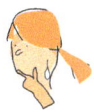

Denken

Hoe maak jij contact met een demente bewoner?

_____
_____
_____
_____

Samen doen

Noem samen eens één of twee situaties met demente bewoners die je moeilijk vindt (bijvoorbeeld: bewoner loopt in de hal en is op weg naar buiten: "Waar is de uitgang?", en jij moet hem of haar weer meekrijgen naar de afdeling om te eten). Laat één van jullie de demente bewoner in deze situatie spelen, en laat allemaal eens even zien hoe je in deze situatie contact maakt.

_____
_____
_____
_____

Actie

Bedenk één actie die je de komende week kunt ondernemen.

_____
_____
_____

Tip: Net als bij niet-demente mensen werkt het goed om niet tegen ze in te gaan, maar mee te bewegen en dan over te pakken: "Ja, wat een lekker weer is het buiten hè? Zullen we eerst even gaan eten voor we naar buiten gaan?"

Ruimte voor aantekeningen

Ruimte voor aantekeningen

4 Ik en familie

De zorg voor ouderen, en met name dementerenden, wordt vaak onderschat. Je hebt als verzorgende in een verpleeghuis namelijk niet alleen te maken met de bewoners zelf, maar ook met de familie. "De communicatie en begeleiding van de familie nemen soms wel de helft van de tijd in beslag." (In de wachtkamer van de dood, p. 50). Een verzorgende zegt: "Sommige familie is veeleisend en moeilijk. Vooral als er weinig tijd is, kan dat frustrerend zijn." (In de wachtkamer van de dood, p. 90).

Aan verzorgenden de ingewikkelde taak om naast de zorg voor bewoners ook om te gaan met lastige, veeleisende en vaak emotionele familie. Waar loop je tegenaan in de omgang met familie en hoe kun je daar op een goede manier mee omgaan? Dat is de kern van deel 4.

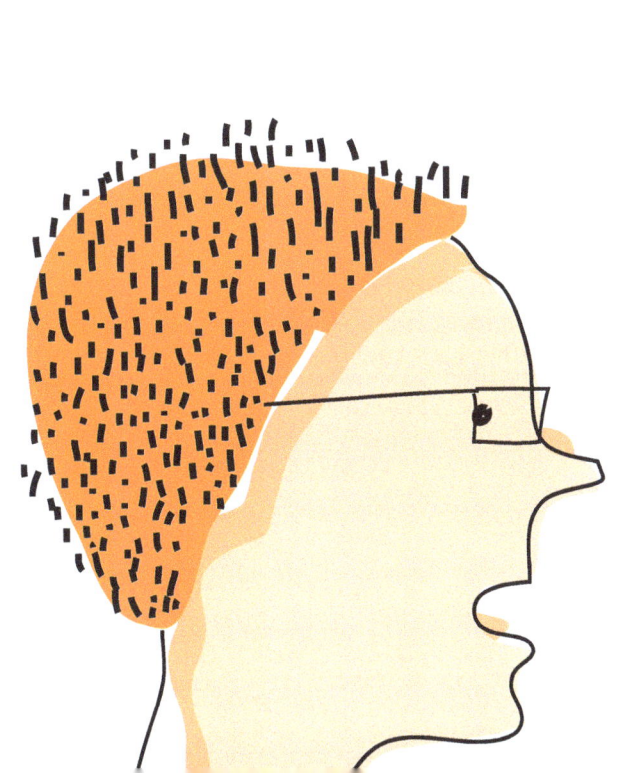
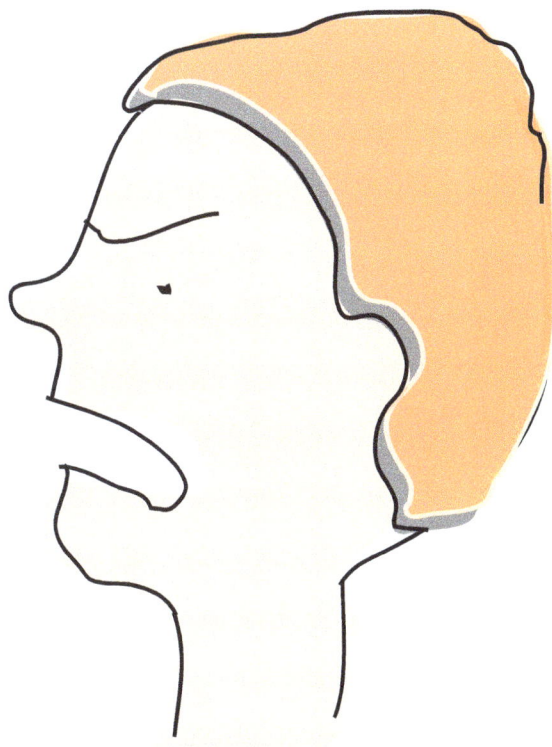

Krijg je wel eens een compliment van familie?

De verzorgenden hebben veel complimentjes van familieleden van bewoners gekregen. Niet alleen over de nieuwe aankleding van de afdeling, maar ook over de goede sfeer en de grote inzet van het personeel. (In de wachtkamer van de dood, p. 226)

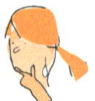

Denken

Heb je wel eens behoefte aan een compliment van familie? Vraag je daar ook om? Bijvoorbeeld door te zeggen "Wat vindt u goed gaan en wat kan beter in uw ogen?" Wat doet het met je als je een compliment krijgt? Kun je complimenten ontvangen? Wat vind je lastig aan het ontvangen van complimenten?

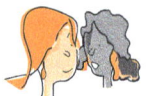

Samen doen

Nodig: post-its.

Schrijf voor elkaar één compliment op een post-it. Denk hier even over na. Deel dan één voor één de complimenten uit. Dus: de eerste gaat de kring langs en plakt op iedereen het compliment dat hij/zij de ander wil geven. Geef er uitleg bij! En dan de volgende.
Bespreek na: hoe voelt het om een compliment te krijgen? Is het moeilijk om een compliment te ontvangen? Als je het fijn vindt om complimenten te krijgen, hoe kun je ervoor zorgen dat je ze vaker krijgt?
Welke complimenten zou je aan familie kunnen maken? Ook familie die je niet zo aardig vindt?

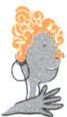

Actie

Bedenk één actie die je de komende week kunt ondernemen.

Suggestie voor actie: Schrijf een compliment aan jezelf (bijvoorbeeld een die je van een collega hebt gekregen waar je blij mee was) op een opvallend stukje papier. Stop/plak/niet het ergens waar je het vaak kunt zien. Bijvoorbeeld in je portemonnee, agenda of kluisje.

Ben je wel eens boos of verdrietig over het gedrag van familie?

Er zijn verzorgenden die moeite hebben met de in hun ogen lage frequentie waarmee familie van bewoners op bezoek komt. Sommigen kunnen hun oordeel moeilijk voor zich houden. Mevrouw Wielens heeft een nicht die één keer in de twee weken op bezoek komt, vertelt een van de verpleeghuisartsen. Volgens de verzorgenden komt ze te weinig. "Dat oordeel is zo geveld, zegt de arts. Hoewel de nicht ver weg woont, en een man met kanker heeft die ze niet alleen kan laten. Maar dat gaat er niet in, ze komt te weinig en is dus geen goede familie." (In de wachtkamer van de dood, p. 50)

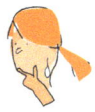

Denken

Kun je familie van een bewoner bedenken waarvan je het gedrag afkeurt? Maakt dat gedrag je boos of verdrietig, of voel je iets anders? Wat maakt dat je je zo voelt? Wat is het effect hiervan op hoe je die persoon benadert?

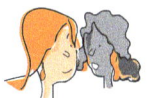

Samen doen

Neem familie in gedachten waarvan het gedrag je boos of verdrietig maakt. Doe alsof je een kaartje naar die mensen mag sturen om te zeggen wat je ervan vindt. Je hebt niet veel ruimte om te schrijven, gebruik maximaal vier regels! Maak drie versies: één waarop je helemaal eerlijk bent en alles eruit gooit wat je dwarszit, zonder rekening te houden met een ander. Overdrijf je gevoelens! Een tweede waarop je heel voorzichtig bent en rekening houdt met andermans gevoelens: je zwakt je echte gevoelens af. En een laatste kaartje waarop je kiest voor de middenweg: wees eerlijk, overdrijf niet, maar maak het zeker ook niet minder. Lees de kaartjes aan elkaar voor. Wat is een goede manier om familie aan te spreken op gedrag waar je last van hebt?

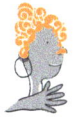

Actie

Bedenk één actie die je de komende week kunt ondernemen.

Tip: Als je wil dat familie iets anders gaat doen, zeg dan tegen ze wat je wél zou willen en wat dat voor effect op de bewoner zou kunnen hebben: "Ik zou het heel goed vinden als u vaker kwam want ik zie dat uw moeder er erg van opknapt."

Als jouw vader of moeder in het verpleeghuis zat, hoe zou jij je dan als familielid gedragen?

"De verzorgenden doen werk dat indruist tegen hun normen en waarden. Zelf zouden ze oude mensen niet snel in een tehuis stoppen. En als het gebeurt, komen ze veel op bezoek. Ze kijken vreemd aan tegen de wijze waarop Nederlanders met hun ouderen omgaan", legt Hüsken uit. (In de wachtkamer van de dood, p. 213-214)

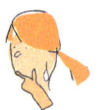

Denken

Ben jij zelf wel eens naaste geweest van iemand die in het verpleeghuis zit of anderszins ernstig ziek was? Wat roept dat bij jou op? Herken je dat bij de familie?

_____
_____
_____
_____

Samen doen

Als jouw moeder of vader bij jullie op de afdeling of in het verpleeghuis zou worden opgenomen, wat zou jij als naaste dan anders willen zien?

_____
_____
_____
_____

Actie

Bedenk één actie die je de komende week kunt ondernemen.

_____
_____
_____
_____

Tip: De volgende keer dat een familielid jou op een vervelende manier benadert, probeer dan de achterliggende reden van dat gedrag te bedenken. Waarom zou diegene zo uitvallen? Dat helpt om er zelf minder last van te hebben. Het is waarschijnlijk niet persoonlijk tegen jou gericht. Kijk eens of je een compliment kunt geven op de onderliggende betrokkenheid van het familielid. Bijvoorbeeld: "U wilt gewoon het beste voor uw moeder, en dat snap ik heel goed."

Wat doe je als familie boos op je wordt?

De verzorgenden zien de schoondochter van mevrouw Driessen liever gaan dan komen. Ze verwijt hen dat ze mevrouw Driessen niet goed verzorgen. (In de wachtkamer van de dood, p. 230).
In een gesprek met de schoondochter zegt de verpleeghuisarts het volgende:
"Weet u wat ik een beetje in uw verhaal hoor? Dat u het moeilijk vindt om de zorg over uw schoonmoeder uit handen te geven." De vrouw wordt rood.
"Dat is heel begrijpelijk", vervolgt de arts. "Daar hebben veel familieleden last van. Het is ook niet niets om opeens het gevoel te hebben langs de zijlijn te staan."
"Misschien hebt u gelijk", mompelt de vrouw. (In de wachtkamer van de dood, p. 232)

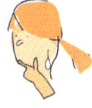

Denken

Heb je wel eens te maken met boze familieleden? Wat doe je dan meestal? Hoe voel je je dan? Heb jij een manier voor jezelf om boosheid 'in de houden', bijvoorbeeld tot tien tellen, ergens in knijpen, sigaretje roken etc.? Wat doe jij als je eigenlijk heel boos bent, maar het niet kunt of wil laten merken?

Samen doen

Noem ieder eens een situatie waarin de familie boos op je is geworden. Wat heb je gedaan? Waar trek je je grenzen? Doe eens voor hoe je dat doet? Wat zeg je dan? Wat kun je van elkaar leren?

Actie

Bedenk één actie die je de komende week kunt ondernemen.

> **Tip:** Benadruk de gezamenlijke doelstelling die jij en de familie hebben: "We willen allebei het beste voor uw vader."

Wanneer kost het je moeite om aardig te zijn of respect op te brengen voor familie?

Later blijkt dat dezelfde zoon de AOW-uitkering van zijn moeder jarenlang op zijn rekening heeft laten overmaken, zonder dat zij er iets van kreeg. Mevrouw Japur kon wegens geldgebrek niet mee op bewonersvakantie, geen nieuwe kleren kopen en haar sigaretten werden beurtelings door de verzorgende betaald. (In de wachtkamer van de dood, p. 52)

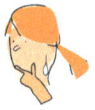

Denken

Vind je dat je altijd respect moet opbrengen voor bewoners en familie? Moet je altijd aardig zijn? Wanneer mag je niet aardig zijn? Verdient iemand wel eens helemaal geen respect? Wat maakt dat iemand geen of wel respect verdient?

Samen doen

Bedenk een situatie waarin je het moeilijk vond aardig te blijven, geduldig te zijn of respect op te brengen voor familie. Welk gedrag van familie vond je onacceptabel? Heb je daarin grenzen gesteld?

Actie

Bedenk één actie die je de komende week kunt ondernemen.

Tip: Soms kom je situaties tegen in het verpleeghuis die je zo onrechtvaardig vindt dat je er heel boos over kunt worden. Bedenk je dan wat in die situatie jouw invloed is (en die is vaak beperkt) en probeer je daarop te richten. Anders vreet het je op!

Heeft een familielid jou wel eens agressief benaderd?

"Ik ben vreselijk kwaad geworden," zegt hij (echtgenoot van bewoonster), "en heb dingen gezegd die ik niet had moeten zeggen."

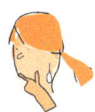

Denken

Bedenk een situatie waarin een familielid jou agressief benaderde. Wat deed je toen? Wat voor gevoel gaf dat? Wat had je anders kunnen doen?

_____
_____
_____
_____

Samen doen

Laat één iemand een situatie inbrengen waarbij de familie kwaad werd op hem of haar. Ga allemaal in een kring staan. Degene die de situatie heeft ingebracht, mag het familielid spelen en gaat bij iedereen in de kring langs met het boze verhaal. Iedereen krijgt 30 seconden de kans om een reactie te geven. Wat werkt? Wat niet?

_____
_____
_____
_____

Actie

Bedenk één actie die je de komende week kunt ondernemen.

_____
_____
_____
_____

Tip: Als een familielid boos of agressief is, ligt daar vaak verdriet onder. Iemand mág boos zijn: geef hem of haar ook dat gevoel, toon begrip. Laat hem of haar even gaan, geef ze de tijd. Probeer dan te zoeken naar een gezamenlijk doel. Bijvoorbeeld: "Wat kan ik doen zodat het voor ons beiden gemakkelijker wordt?"

Hoe reageer je meestal op klagende familie?

"Het leek ons een goed idee om eens samen te praten over een aantal dingen," begint de verpleeghuisarts, "want u bent niet helemaal te spreken over hoe het gaat. En de verzorgenden vinden het ook een moeilijke situatie. We moeten proberen samen zo goed mogelijk voor uw schoonmoeder te zorgen. Als er onderlinge irritaties zijn, gaat dat niet. Misschien kunt u zeggen wat u dwarszit." (In de wachtkamer van de dood, p. 231)

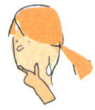

Denken

Bedenk een situatie waarin familie zich beklaagd heeft over jou, je collega's of het huis waarin je werkt. Wat vond je daarvan? Wat wilde je bereiken? Is dat gelukt? Wat heb je daarvoor gedaan? Wat zou je anders doen?

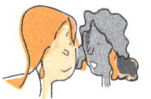

Samen doen

Lees bovenstaand fragment nog eens door. Wat vind je van deze manier om met klagende of ontevreden familie om te gaan? Welke woorden in het fragment maken dat je dat vindt? Welke woorden zou jij niet gebruikt hebben?

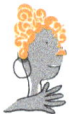

Actie

Bedenk één actie die je de komende week kunt ondernemen.

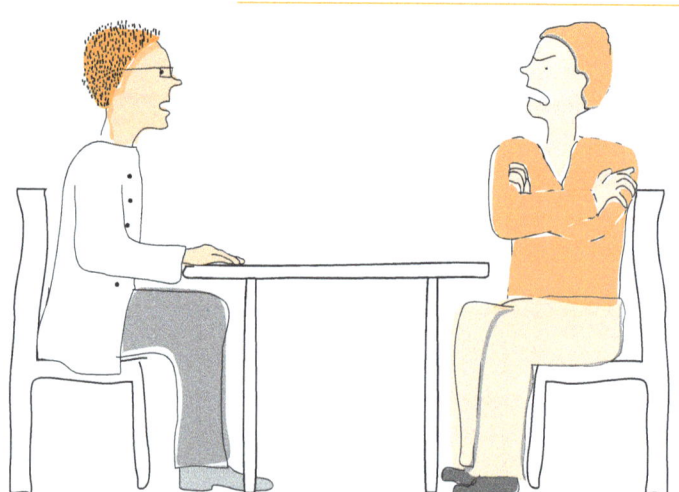

Tip: Vat het geklaag van familie niet persoonlijk op. Probeer wel te luisteren naar de boodschap die eronder ligt. Kun je iets kleins doen, zodat de familie zich gehoord voelt?

Wat kun je doen als een bewoner heel anders is geworden dan de familie hem of haar kent?

"Gisteren kwam de dochter van meneer Falk langs, en toen zat hij te pimpampetten met de andere bewoners. Ze zei geschokt: 'Wat doen jullie nou, mijn vader heeft een hékel aan alle spelletjes!' Maar wij zien dat hij het heel leuk vindt. Familie kan het vaak moeilijk accepteren dat de bewoner door zijn ziekte verandert. Maar wij zijn de hele dag bij ze dus we weten echt wel wat ze leuk vinden." (Citaat van een verzorgende)

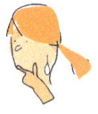

Denken

Wat is het effect op jou als familie tegen je zegt dat jij de bewoner niet goed begrijpt?

_____
_____
_____
_____

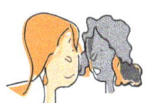

Samen doen

Kies een bewoner waarvan de familie steeds aangeeft dat de bewoner iets anders wil dan jullie denken dat goed of leuk voor hem is. Wat wil je bereiken? Hoe kun je dat het beste bereiken?

_____
_____
_____
_____

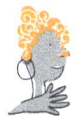

Actie

Bedenk één actie die je de komende week kunt ondernemen.

_____
_____
_____
_____

Tip: Beweeg mee met de familie, maar laat ook horen hoe jij de bewoner ziet: "Ja, dat kan ik me heel goed voorstellen. Het grappige is dat wij hier zien dat hij het nu wel leuk vindt." Zorg dat het geen concurrentiestrijd wordt tussen jullie en de familie over wie de bewoner het beste snapt!

Wil de familie wel eens de dood van een bewoner bespoedigen?

De zoon buigt zich voorover en vraagt zacht: "En het proces versnellen, dokter?" "Wat bedoelt u precies?", vraagt de arts. "Versnellen, haar eerder dood laten gaan." (In de wachtkamer van de dood, p. 141)

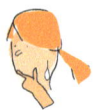

Denken

Heb je wel eens zoiets meegemaakt? Wat vond je daar toen van? Bespreek je dit met iemand?

Samen doen

Herkennen jullie dit? Wat vinden jullie ervan? Hoe ga je ermee om? Zijn er situaties waarin je zelf ook wel een handje zou willen helpen? En situaties waarin je het echt niet aan de orde vindt? Waarom denk je dat familie dit doet? Is het goedwillend of kwaadwillend?

Actie

Bedenk één actie die je de komende week kunt ondernemen.

Tip: De laatste fase voor de dood kan voor de familie heel moeilijk zijn om aan te zien. Bedenk je dat jij hier veel meer ervaring mee hebt dan de meeste familieleden. Vraag wat ze precies moeilijk vinden en stel ze gerust waar je kunt.

Ruimte voor aantekeningen

Ruimte voor aantekeningen

Ruimte voor aantekeningen

5 Ik en het management & de organisatie

In je dagelijkse werk heb je vooral te maken met bewoners, familie, collega's en je leidinggevende. Maar je werkt in een organisatie, en die organisatie regelt dingen voor je en vraagt dingen van je. Het lijkt vaak alsof je daar geen of weinig invloed op hebt als verzorgende. Toch is het belangrijk dat jij als verzorgende steeds blijft teruggeven op welke manier jij je werk het beste kunt doen en wat je daarvoor nodig hebt van de organisatie. Daarvoor is het ook belangrijk dat je samenwerkt, en met je team nadenkt over hoe je dingen zou willen en kunnen veranderen in de organisatie.

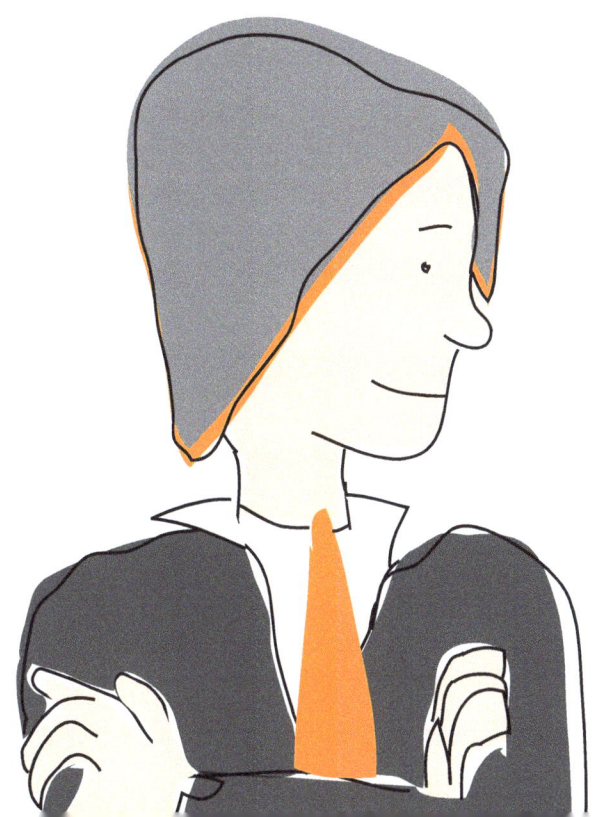
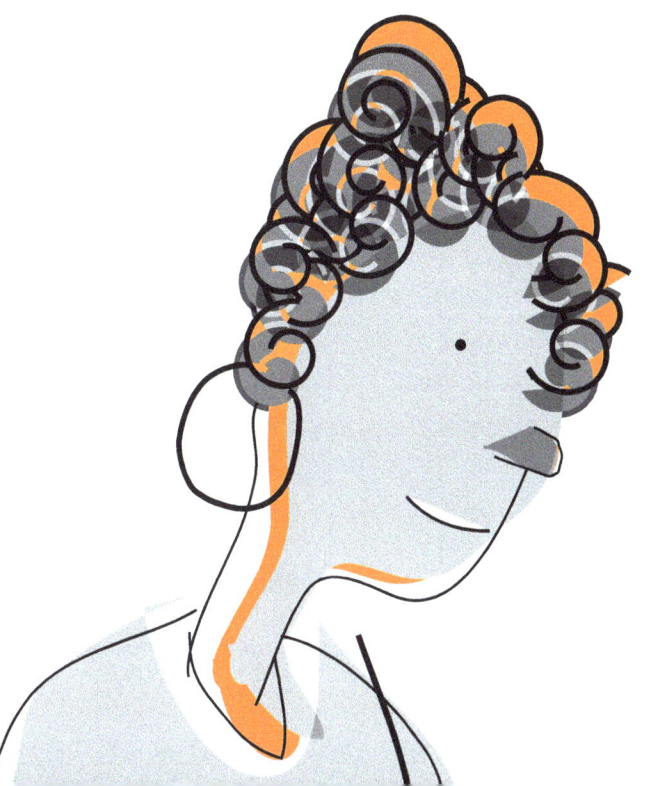

Wat is de rol van het management bij het overlijden van een bewoner?

De directie heeft ter discussie gesteld of verzorgenden wel binnen werktijd naar begrafenissen van bewoners mogen gaan. De stelling van de directie is dat ze, gezien de krapte aan personeel, de beschikbare tijd eerst aan levende bewoners moeten besteden (In de wachtkamer van de dood, p. 132).

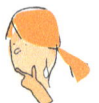

Denken

Haal een recent overlijden van een bewoner terug in je gedachten. Wat was toen de rolverdeling? Wie doet wat? Wie is waar verantwoordelijk voor? Staat hierover iets op papier? Hoe is dat afgesproken? Wordt dat openlijk besproken of is het iedereen duidelijk zonder dat er concreet over gesproken wordt? Hoe voelt dat?

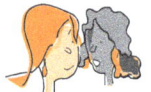

Samen doen

Stel dat je dit onderwerp bij je management zou willen aankaarten. Hoe doe je dat? Kijk daarbij eens vanuit verschillende perspectieven. Vraag je eens af: Wat is de opbrengst van het naar de begrafenis gaan …
… voor de overleden bewoner?
… voor de familie van de overleden bewoner?
… voor de verzorgende?
… voor het team?
… voor de levende bewoners?
… voor de familie van de levende bewoners?
… voor het verpleeghuis?
En ook: wat zijn de 'kosten' voor deze groepen?
Hoe kun je het dan het beste brengen bij het management?

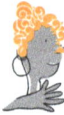

Actie

Bedenk één actie die je de komende week kunt ondernemen.

Suggestie voor actie: Maak een heel eenvoudig 'draaiboek' dat gebruikt kan worden bij het overlijden van een patiënt en waarin staat wát er moet gebeuren, wannéér dat moet gebeuren en wíe daar verantwoordelijk voor is.

Ben je het wel eens oneens met het medische beleid?

's Middags in het kantoortje van Unit A en B, de units waar de licht demente bewoners verblijven, wordt de situatie van mevrouw Van Dam doorgenomen. "Femke zegt dat mevrouw Van Dam pijn aangeeft en ik vind dat ze gelijk heeft", zegt de arts. "Ik heb de familie gebeld omdat ik morfine wil geven. Ze zijn het ermee eens. Ze zeiden misschien vanavond langs te komen. Ik heb gezegd dat dat te laat kan zijn. Morfine is toch een zwaar geneesmiddel…"
"Geneesmiddel", herhaalt Femke zachtjes.
"Dat is in deze situatie inderdaad een rare benaming", knikt de verpleeghuisarts. "Alhoewel, we proberen de mensen een zo goed mogelijke kwaliteit van leven te geven. In die zin is het medicatie, maar het heeft een remmende werking op de ademhaling." Hij kijkt Femke en Vanessa aan. "Soms vinden ziekenverzorgenden het daarom vervelend om morfine toe te dienen. Zeker als het de laatste spuit is voordat mensen overlijden." (In de wachtkamer van de dood, p. 42-43)

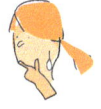

Denken

Heb je wel eens zoiets meegemaakt? Wat heb je toen gedaan? Wat voelde je daarbij? Snapte je het standpunt van de medische staf? Wat maakte dat jij het niet eens was met het beleid? Wat was het effect op jou en je werk? Wat waren volgens jou alternatieven geweest?

Samen doen

Werk een casus waarbij een van jullie het niet eens was met het medische beleid, uit op een groot vel papier. Beantwoord daarbij de volgende vragen: Wat gebeurde er? Waar lag voor jullie de grens? Hebben jullie dit aangegeven bij de medische staf? Hoe kun je dit bespreekbaar maken?

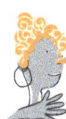

Actie

Bedenk één actie die je de komende tijd kunt ondernemen.

Suggestie voor actie: Als je je de komende week afvraagt waarom een arts kiest voor een bepaald beleid, vraag het hem of haar dan (zonder oordeel).

Krijg je wel eens blijk van waardering vanuit de organisatie?

"Een luxe gebaar van de baas dat hij ons die tijd gunt" (citaat van verzorgende naar aanleiding van het meedoen van het huis aan 'De Werkvloer Centraal').

Denken

Wanneer heb je ervaren dat er vanuit de organisatie blijk van waardering voor jou was? Hoe zag die waardering er uit? Hoe voelde je je toen? Heb je waardering nodig? Waarvoor wil je het liefst waardering krijgen? Op welke manier voel jij je het meest gewaardeerd?

Samen doen

Wissel uit waar jullie het liefst waardering voor ontvangen. Weten jullie dit van elkaar? Hoe kun je er samen voor zorgen dat je die waardering ook krijgt?

Actie

Bedenk één actie die je de komende week kunt ondernemen.

Suggestie voor actie: Als je leidinggevende deze week iets doet wat je prettig vindt, geef hem of haar daar dan waardering voor. Het moet van twee kanten komen!

Botsen de eisen van de organisatie wel eens met het geven van goede zorg?

Verzorgende Piet is niet tevreden over het eetpatroon van mevrouw Boshard. Ze eet slecht omdat ze het eten niet lekker vindt. Piet stelt voor om zelf te gaan koken of keuzemaaltijden in te voeren. De zorgmanager reageert als volgt: "Dat is een beleidskeuze. Dat is een ander traject. Daar ga ik niet over." Als de ergotherapeut vervolgens aanbiedt om wat overgebleven eten van huis mee te nemen of wat extra's klaar te maken voor mevrouw Boshard, schudt zorgmanager Van Raalten weer haar hoofd: "Meegebracht eten is niet op de juiste wijze gekoeld en niet volgens de daarvoor geldende criteria bereid." (In de wachtkamer van de dood, p. 57)

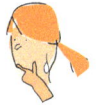

Denken

Herken je bovenstaand fragment? Maak je zelf wel eens zoiets mee? Bedenk een voorbeeld en benoem waar het om gaat: wat is 'goede zorg' in jouw voorbeeld?

Samen doen

Pak een groot vel papier en verdeel het in de lengte doormidden. Neem een bewoner in gedachten. Schrijf aan de linkerkant alles wat volgens jullie bij 'goede zorg' voor deze bewoner hoort. Bijvoorbeeld: 'We geven mevrouw Letten geen kaas op brood, want ze lust geen hartig broodbeleg.' Brainstorm hier een tijdje over, je mag alles noemen, niets is gek. Schrijf nu in de rechterbovenhoek "Regels van de organisatie", en schrijf de regels van de organisatie op waardoor je die zorg niet kunt geven.
Wat moet er eventueel in de organisatie veranderen om goede zorg te kunnen bieden aan mevrouw Letten en andere bewoners? Hoe kunnen jullie daar voor één punt actie op ondernemen?

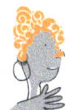

Actie

Bedenk één actie die je de komende week kunt ondernemen.

Suggestie voor actie: Werk de linkerkant 'goede zorg' netjes uit: over welke punten zijn jullie het samen eens? Wat doen jullie al? Hang dit op de afdeling zodat je iedere dag wordt herinnerd aan wat goede zorg is en wat je allemaal al goed doet!

Helpt jouw leidinggevende wel eens mee op de werkvloer?

Door het gebrek aan personeel helpt zorgmanager Van Raalten, van huis uit verpleegkundige, af en toe mee met het wassen van bewoners. (In de wachtkamer van de dood, p. 61)

Vroeger zat het afdelingshoofd op de afdeling en werkte met het team mee, vertelt Dina Vogel. Die wist wat er speelde. Nu staan de zorgmanagers ver van de werkvloer af. (In de wachtkamer van de dood, p. 220)

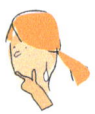

Denken

Wat heb je nodig van een leidinggevende? Communiceer je dat? Hoe doe je dat? Wat is het effect daarvan?

___

___

___

___

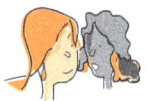

Samen doen

Praat samen over de volgende vraag: Kan iemand die niet aan het bed staat, eigenlijk wel echt 'aan het werk' zijn in het verpleeghuis?

___

___

___

___

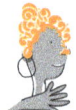

Actie

Bedenk één actie die je de komende week kunt ondernemen.

___

___

___

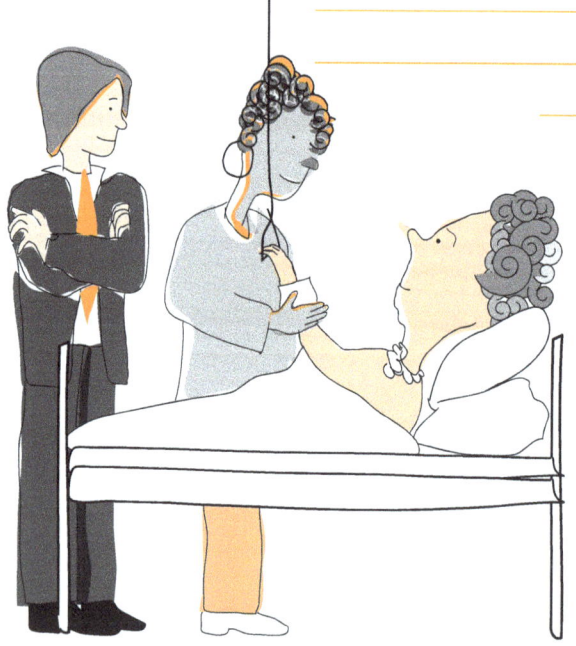

Tip: Benoem duidelijk en toekomstgericht wat je van je leidinggevende verwacht. Als je het niet rechtstreeks zegt, kan hij of zij ook nooit weten wat jij verwacht.

Van welke praktische zaken in de organisatie heb jij het meeste last?

Zo heeft afdeling de Stadhouder met vijfenzestig bewoners een fruitbudget van vijftien euro per week. De bewoners krijgen niet meer dan twee stuks fruit in de week. En de harde appels kunnen ze nauwelijks eten. De voedingsassistente kan geen fruitmoesjes meer maken, want de blender is al voor de tweede keer gestolen.
(In de wachtkamer van de dood, p. 28)

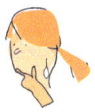

Denken

Welke praktische zaken zitten jou in de weg bij je dagelijks werk? Welke dingen zijn onhandig? Zijn niet goed geregeld? Welke dingen staan in de weg? Welke dingen ben je altijd kwijt?

_____
_____
_____
_____

Samen doen

Maak samen op een groot vel papier een lijst met dingen waar je last van hebt. Bedenk bij ieder punt wat je er aan zou kunnen doen om het op te lossen of draaglijk te maken.

_____
_____
_____
_____

Actie

Bedenk één actie die je de komende week kunt ondernemen.

_____
_____
_____
_____

Suggestie voor actie: Kies één of twee dingen van de lijst uit en ga daar in de komende week mee aan de slag. Kun je iets heel kleins doen om het op te lossen?

Hoe worden gemaakte afspraken gecommuniceerd?

Mevrouw Scharloo drinkt graag uit een gewone beter en lust geen Brinta. Deze en andere informatie over bewoners staat in een schriftje geschreven. De communicatie over de gemaakte afspraken tussen arts en een nieuwe huiskamerassistente verloopt als volgt: "Mevrouw Scharloo houdt niet van Brinta", zegt de arts geïrriteerd. "Ze eet alleen rijstepap." "Ik werk hier nog maar net. Ik weet dat niet. Niemand heeft iets tegen me gezegd." "Er is toch in het schriftje geschreven dat mevrouw alleen maar rijstepap eet en niet uit een tuitbeker drinkt?" "Ik weet niets van een schriftje." Alma (huiskamerassistente) blijft in een Margriet kijken. "Ze zeiden tegen me: geef haar maar pap." (In de wachtkamer van de dood, p. 76)

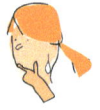

Denken

Is bovenstaande herkenbaar voor je? Wat vind je lastig in de communicatie over afspraken? Gaat er wel eens wat mis? Waar komt dat door?

___
___
___
___

Samen doen

Eén persoon formuleert in één zin een afspraak die gebruikt kan worden op de afdeling (bijvoorbeeld: Mevrouw Andriesma krijgt voortaan een half pilletje oxazepam na de warme maaltijd). Ga met een aantal mensen in een kring zitten. De persoon die de zin verzonnen heeft, fluistert deze in het oor van haar buurvrouw. Zo ga je fluisterend in elkaars oor de hele kring rond. Welke afspraak is er volgens de laatste in de kring gemaakt? Klopt dit?

___
___
___
___

Gaat er wel eens informatie of nuance verloren als meerdere mensen informatie en afspraken aan elkaar doorgeven? Hoe zou je dit kunnen voorkomen?

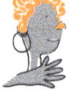

Actie

Bedenk één actie die je de komende week kunt ondernemen.

___
___
___
___

Suggestie voor actie: Schrijf gemaakte afspraken zoveel mogelijk op. Zorg ook dat iedereen weet dát en wáár deze afspraken worden opgeschreven. Maak het niet te ingewikkeld!

Op welke manier wil jij opdrachten ontvangen van je leidinggevende (hoe moeten mensen jou aan het werk zetten)?

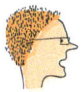

"Als een strenge schooljuf sprak ze me steeds toe", zegt Pearl. "Voor haar ga ik niet aan het werk! Wat denkt ze wel?" (In de wachtkamer van de dood, p. 200)

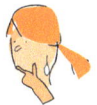

Denken

Kun je omschrijven hoe jij graag opdrachten wil ontvangen van je leidinggevende? Welke houding moet je leidinggevende aannemen zodat jij graag aan het werk gaat? Welke woorden kan hij/zij het beste gebruiken? Welke toon kan hij/zij het beste aanslaan?

Samen doen

Bedenk vier manieren waarop opdrachten gegeven kunnen worden (streng, slijmerig, bot, vriendelijk etc.). Probeer ze uit, waarbij steeds iemand anders de leidinggevende speelt. Ga bijvoorbeeld met een groepje bij elkaar zitten, alsof je pauze hebt, en laat een leidinggevende binnenkomen en een opdracht uitdelen. Bespreek na iedere manier na: hoe voelde dit? Ga je nu aan het werk? Hoe wil je aan het werk gezet worden? Hoe kun je ervoor zorgen dat je opdrachten krijgt zodat jij er fijn mee kan werken? Heeft je eigen houding invloed op hoe de opdracht gegeven wordt?

Actie

Bedenk één actie die je de komende week kunt ondernemen.

Suggestie voor actie: Nu je beter van jezelf weet hoe je aan het werk gezet wilt worden, kun je het de volgende keer benoemen naar je leidinggevende als hij/zij het anders doet dat jij graag wil. 'Ik zou het fijn vinden als…'

Wat zou je NU verbeteren als je de baas was?

Darah vertelt over haar sollicitatiegesprek voor zorgcoördinator. De ziekenverzorgende in de sollicitatiecommissie vroeg wat ze het eerste zou aanpakken als ze coördinator was. Ze antwoordde dat ze zou proberen om ondanks de werkdruk wat aan de motivatie van de medewerkers te doen, omdat die nu "een beetje weg" is. (In de wachtkamer van de dood, p. 97)

Als Vogel interim-manager was, zou ze alle aandacht richten op de werkvloer en de relatie met de leidinggevende verbeteren. Ze zou ervoor zorgen dat personeel zich op zijn gemak voelt, er een goede werksfeer is, er wordt samengewerkt en er met elkaar wordt gepraat. Als daaraan is voldaan, zal de kwaliteit van de bewonerszorg vanzelf ook omhoog gaan, daar is Vogel van overtuigd. (In de wachtkamer van de dood, p. 220)

"Ik zou ze zo graag bananen willen geven in plaats van die knoertharde appels" (citaat van verzorgende).

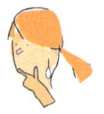

Denken

Ga voor jezelf na waar jij in je werk het meeste last van hebt (rommel in de keuken, vieze toiletten, luie collega's, roddelen op de werkvloer etc.). Wat zou je daaraan willen verbeteren? Wat kun je daar zelf aan bijdragen? Wat heb je daarvoor nodig?

_____
_____
_____
_____

Samen doen

Vertel aan elkaar één ding wat je graag zou willen verbeteren. Vraag dan aan die ander en aan elkaar wat je daar aan zou willen doen. Kijk dan ook naar wat je belemmert om dit uit te voeren. Hoe groot is de barrière om dit te doen en wat levert het op?

_____
_____
_____
_____

Actie

Bedenk één actie die je de komende week kunt ondernemen.

_____
_____
_____
_____

Suggestie voor actie: Werk één idee uit. Houd het eenvoudig en kort. Vraag jezelf af: is het haalbaar? Wat heb ik ervoor nodig? Waarom vind ik dit belangrijk? Hoe zou ik er zelf aan kunnen bijdragen?

Wat moet jouw leidinggevende doen om jou te motiveren om aan het werk te gaan?

De verzorgenden vonden het vervelend dat ze niet bij beslissingen werden betrokken. Ze hadden het gevoel dat er niet naar ze werd geluisterd. (In de wachtkamer van de dood, p. 224).
"Ik wilde alleen maar dat Anna (zorgmanager) naar ons zou luisteren. Dat ze echt met ons in gesprek zou gaan." (In de wachtkamer van de dood, p. 226)

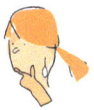

Denken

Welke opdrachten krijg je in je dagelijks werk van je leidinggevende? Kijk welke opdrachten jou motiveren en welke niet. Welke opdrachten motiveren jou om aan het werk te gaan? Wat maakt dat die opdrachten jou motiveren en andere niet?

Samen doen

Wat heb je van jezelf, van collega's en van je leidinggevende nodig om gemotiveerd te zijn? Bedenk verschillende manieren waarop je elkaar kunt motiveren.

Actie

Bedenk één actie die je de komende week kunt ondernemen.

Suggestie voor actie: Kies drie manieren van motiveren waarover jullie het eens zijn: 'zo worden wij gemotiveerd'. Maak er een poster van (met kleuren, tekeningen, weinig tekst) en hang hem ergens op.

Werk je wel eens sámen met een niet-verzorgende zoals mensen van de linnenkamer of het restaurant?

"Je zag de ander staan en wist beter van de werkzaamheden van de linnenkamer, en je ging elkaar opeens groeten". (Citaat van een verzorgende naar aanleiding van 'De Werkvloer Centraal'.)

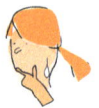

Denken

Wanneer werk je wel eens sámen met een niet-verzorgende zoals mensen van de linnenkamer of het restaurant? Hoe vind je dat? Wat is het effect hiervan op de kwaliteit van zorg voor bewoners?

_____
_____
_____
_____

Samen doen

Organiseer een bijeenkomst met een aantal medewerkers van de facilitaire dienst waar je mee te maken hebt. Vorm twee kringen met stoelen, waarbij de buitenste ring naar binnen gericht staat en de binnenste ring naar buiten. In de binnenste ring gaan de medewerkers van de zorg zitten, in de buitenkring de medewerkers van de facilitaire dienst die je hebt uitgenodigd. De koppels die tegenover elkaar zitten gaan drie minuten met elkaar in gesprek over het volgende onderwerp: 'Wat zouden wij voor elkaar kunnen betekenen?' Na drie minuten schuift de buitenste ring één stoel door en begin je weer overnieuw.

_____
_____
_____
_____

Bespreek na: Heb je iets nieuws gehoord wat je nog niet wist? Wat levert dit je op?

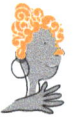

Actie

Bedenk één actie die je de komende week kunt ondernemen.

_____
_____
_____
_____

Suggestie voor actie: Maak in je pauze, als je een sigaretje rookt of bij het wegbrengen van de eetkar, een praatje met een collega waar je nooit een praatje mee maakt. Wat levert dit je op?

Hoe worden uitzendkrachten en nieuwe collega's ingewerkt?

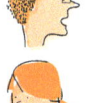

"Ik weet niks van een schriftje." (In de wachtkamer van de dood, p. 76)

Denken

Hoe ben jij ingewerkt toen je hier kwam werken? Wat had je nodig? Wat heb je gekregen? Wat vond je prettig en wat vond je minder prettig? Hoe worden uitzendkrachten en nieuwe collega's nu ingewerkt? Hoe zou je uitzendkrachten en nieuwe collega's het beste kunnen inwerken?

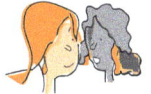

Samen doen

Schrijf ieder vijf regels of afspraken op een vel papier die volgens jou heel belangrijk zijn op de afdeling. Lees ze aan elkaar voor. Welke zijn belangrijk voor uitzendkrachten of nieuwe collega's om te weten?
Ga in tweetallen met de rug naar elkaar toe, aan een tafel zitten. Pak een leeg vel papier en een potlood of stift. De één tekent een simpel figuur op het vel. Daarna geeft hij of zij aanwijzingen waarmee de ander de tekening moet namaken. Dus bijvoorbeeld: 'Het is een soort huis met een punt' of: 'Teken een groot vierkant. Teken er nu een driehoek bovenop'.
Hoe kun je het beste aanwijzingen geven zodat de ander goed begrijpt wat je bedoelt?

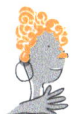

Actie

Bedenk één actie die je de komende week kunt ondernemen.

Suggestie voor actie: Maak een folder of afsprakenkaart waarin puntsgewijs de belangrijkste regels en aandachtpunten voor uitzendkrachten en nieuwe collega's staan. Wat moeten ze écht weten? Het zijn vaak dingen die voor jullie vanzelfsprekend zijn (denk aan bijvullen, opvouwen, vuilnis, plantjes, opbergplekken etc.)! Schrijf er ook dingen bij over het soort gedrag dat je graag wilt zien. Bijvoorbeeld: "Kijk zelf goed om je heen wat er nodig is, en wacht niet af tot je een opdracht krijgt."

Weet jij wat het beleid is met betrekking tot euthanasie in jullie huis?

"Wilsonbekwaam. Ja, wat het beheer van zijn financiën betreft. Maar wat dit betreft, weet hij heel goed waar hij het over heeft." (In de wachtkamer van de dood, p. 135-137)
En op pagina 141:
"Euthanasie."
"Dat doen we hier niet", reageert de arts onmiddellijk.
Lees verder in In de wachtkamer van de dood: 'Dood willen' p. 134-145.

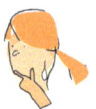

Denken

Heb je wel eens euthanasie van een bewoner meegemaakt? Wat gebeurde er? Wat vond je er moeilijk aan? Wat ging er goed? Wat voelde je? Komt euthanasie vaak voor? Zo nee, wat maakt dat euthanasie niet vaak gebeurt in het verpleeghuis?

_____
_____
_____
_____

Samen doen

Kies één gebeurtenis die iemand van jullie heeft meegemaakt omtrent euthanasie. Zet op een rijtje: wie waren er allemaal betrokken? Zet nu achter iedere betrokkenen waar diegene verantwoordelijk voor was in het proces. Was dit op dat moment helder? Hoe was het of hoe zou het zijn geweest als dit helder was?

_____
_____
_____
_____

Actie

Bedenk één actie die je de komende week kunt ondernemen.

_____
_____
_____
_____

Suggestie voor actie: Zoek uit of er iets over het beleid omtrent euthanasie op papier staat. Als dit niet het geval is, hoe komen betrokkenen dan aan de juiste informatie?

Voel jij je wel eens als een kind behandeld?

"Misschien moet ik wat minder streng zijn voor de verzorgenden. Misschien hebben ze gewoon meer tijd nodig. Weet je, mijn kinderen, ik moet ze wel honderd keer per dag zeggen dat ze hun jas op de kapstok moeten hangen en nog doen ze het niet. Dat is net zoiets." (In de wachtkamer van de dood, p. 80)

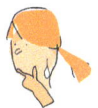

Denken

Bedenk een situatie waarin jij je al een klein kind behandeld voelde. Wat maakte dat jij je zo voelde? Wat heb je gedaan of gezegd?

_____
_____
_____
_____

Samen doen

Hoe moet iemand jullie een opdracht geven zodat je je niet als kind behandeld voelt? Wat moet hij dan zeggen. Hoe kun je daarom vragen?

_____
_____
_____
_____

Actie

Bedenk één actie die je de komende week kunt ondernemen.

_____
_____
_____
_____

Tip: Zodra je zegt: "Zo hoort het, zo moet het" zit je in een 'ouderrol. De ander gaat dan automatisch in een kindrol. Of ze gaan braaf achter je aan lopen of ze gaan zich verzetten en proberen zelf 'boven' jou te komen. Dus op het moment dat jij zegt: "Een leidinggevende hoort zijn medewerkers zo niet aan te spreken", zit je ook in een ouderrol. Zeg dan liever zoiets als "Als je tegen me zegt 'doe dit' dan voel ik me net een klein kind, dat vind ik vervelend. Ik wil liever dat je zegt 'ik zou graag willen dat dit gebeurt, zou jij dat willen doen?'"

Is het mogelijk om problemen met het management te bespreken?

Bewonersvertrouwenspersoon Bob Eelman vertelt over wat volgens hem de echte problemen van het moderne verpleeghuis zijn. Culturele verschillen, de kloof tussen management en personeel en de omgang met bewoners komen aan bod.
Eelman zou willen, zegt hij, dat het management zich [met de echte problemen van het moderne verpleeghuis] bezighield. Helaas is dat niet het geval. Sterker nog: het is nauwelijks mogelijk dit soort problemen te benoemen. (In de wachtkamer van de dood, p. 213)

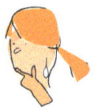

Denken

Bedenk één probleem waar je tegenaan loopt, dat je graag zou willen bespreken met het management.

_____
_____
_____
_____

Samen doen

Wissel de problemen die je hebt bedacht met elkaar uit. Kies er één uit die voor jullie allemaal herkenaar is. Wat is de huidige situatie? Wat zijn daarvan de (negatieve) gevolgen? Wat is de gewenste situatie? Wat zouden daar de voordelen van zijn voor management, medewerkers en bewoners?

_____
_____
_____
_____

Actie

Bedenk één actie die je de komende week kunt ondernemen.

_____
_____
_____
_____

Suggestie voor actie: Kies één probleem. Bedenk hoe je dit probleem het beste kunt bespreken. Wat wil je precies bereiken? Maak gebruik van de voordelen die je hebt bedacht. Maak het bespreekbaar.

Wordt er naar je geluisterd door het management?

Tanja brengt in dat ze Franssen allemaal dingen hoort zeggen die ze zelf al lang heeft aangedragen. Zo vaak, dat ze zich een oude zeur ging voelen, naar haar werd niet geluisterd, vindt ze. (In de wachtkamer van de dood, p. 173)
Maatschappelijk werkster Dina Vogel ziet als het grote probleem in het verpleeghuis dat de leidinggevenden niet naar het personeel op de werkvloer luisteren. (In de wachtkamer van de dood, p. 219)

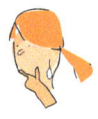

Denken

Hoe denk jij hierover? Wat is het effect daarvan op jou en op hoe jij werkt?

_____
_____
_____

Samen doen

Schrijf allemaal op een papiertje wie jij vindt dat in jullie team het beste leidinggevenden ergens van kan overtuigen. Kijk wie er het vaakst genoemd worden. Laat hen eens uitleggen hoe ze dat eigenlijk doen. Kun je er wat van leren?

_____
_____
_____

Actie

Bedenk één actie die je de komende week kunt ondernemen.

_____
_____
_____

Tip: De manier waaróp je iets brengt heeft vaak een veel groter effect dan of het nou wel of niet inhoudelijk klopt. Zorg dat je je leidinggevende iets vraagt waar hij of zij ook echt iets mee kan.

Geef je wel eens aan je leidinggevende aan wat je van hem of haar verwacht?

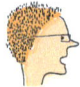

Als ze wat meer respect voor de verzorgenden had, zou het anders zijn, zegt Pearl. Dan had ze nog wel willen komen. Maar Van Raalten 'moest eerst zelf eens wat doen in plaats van met die papieren te wapperen achter haar bureau.' (In de wachtkamer van de dood, p. 200)

Een heel ander beeld:
Darah komt de kamer van zorgmanager Anna van Raalten binnenlopen. "Ik sta helemaal alleen op unit C. Zou je me even kunnen helpen?", vraagt ze. (In de wachtkamer van de dood, p. 61)

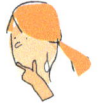

Denken

Wat verwacht je van je leidinggevende? Wat vind je heel belangrijk dat hij of zij doet of zegt? Wat vind je dat je kunt verwachten? Zeg je dat wel eens rechtstreeks tegen hem of haar? Op welke manier zou je dat kunnen zeggen?

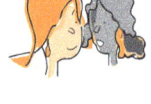

Samen doen

Verwachtingen uitspreken

Aan welk gedrag kun je wat jullie betreft ZIEN dat iemand een goede leidinggevende is? Wat doet hij dan? Benoem grote en kleine dingen. Maak samen een lijst van wat je verwacht, positief, toekomstgericht en zonder oordeel: Dus niet 'we willen niet dat hij ons als werkvee behandelt', maar 'we willen graag dat hij als hij met nieuw beleid komt, aan ons vraagt hoe we denken dat we dat het beste kunnen gaan doen samen'.

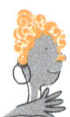

Actie

Bedenk één actie die je de komende week kunt ondernemen.

Suggestie voor actie: Verwerk één van je belangrijkste verwachtingen ten aanzien van je leidinggevende uit tot een concreet punt. Communiceer dit zo duidelijk mogelijk naar je leidinggevende.

Hoe worden de meeste problemen binnen de organisatie opgelost?

Oplossingen voor de meeste problemen in verpleeghuizen worden gezocht in reorganisaties, privatiseringen, fusies en verzakelijking. Een belangrijk doel is financieel orde op zaken stellen. (In de wachtkamer van de dood, p. 15)

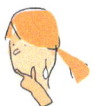

Denken

Is het fragment herkenbaar voor jou? Hoe worden de meeste grote problemen op jouw werk opgelost? Wat vind je daarvan?

___

___

___

___

Samen doen

Wat viel jullie op toen je voor het eerst kwam werken op deze afdeling? Wat miste je? Hoe sta je daar nu tegenover?

___

___

___

___

Actie

Bedenk één actie die je de komende week kunt ondernemen.

___

___

___

___

Suggestie voor actie: Kies één ding dat je heel graag anders zou zien. Bedenk concreet hoe je dit kunt aanpakken. Maar een simpel plan, waarbij je rekening houdt met onderwerp, verandering, aanpak in stapjes, wie heb je nodig, wat heb je nodig, wat wil je bereiken, wat is haalbaar?
Voer het plan zo ver mogelijk uit en vraag hulp van collega's en/of leidinggevende.

Ruimte voor aantekeningen

Ruimte voor aantekeningen

Thema's en onderwerpen

aandacht	54, 65
aanspreken	24, 37, 43, 45
activiteiten	32
afspraken	92, 97
agressie, geweld en boosheid	73
bespreken	100
bijscholing	18
boos op familie	73, 75
complimenten	24, 62, 72, 74, 88
contact maken	20, 33, 54, 55, 57, 67
culturele verschillen	10, 15, 34, 56
dagelijkse verzorging	12, 58
dagindeling	12, 58
discriminatie	15
doodgaan	25, 64, 86
doorgaan of stoppen met behandelen	22
eetproblemen	61
eigenaardigheden van bewoners	88
energie	19, 23, 49
euthanasie	64, 80, 98
feedback (zie aanspreken)	
gedragsproblemen	65
geduld	76
goede zorg	89
grenzen	13, 17, 75
hechting	66
herkenbaarheid	63
hulp vragen	35
inleven	62, 64, 77
invloed	11, 19, 30, 49, 74, 94, 101, 103
jezelf zijn	10, 16
klachten	75, 77, 78
kritiek	37
kwaliteiten	31, 43, 45
loslaten	11, 57
luisteren	101
machteloosheid	11
medisch beleid	22, 87, 98
moeilijke onderwerpen	38
motiveren	95
multidisciplinaire samenwerking	22, 32, 96
negativiteit	49
normen	33, 36, 39, 46
ondersteuning	35

ontvangen	20
opdrachten ontvangen	93, 95, 99
overbelasting	41
overdracht	47, 103
palliatieve zorg	22, 87
praktische zaken	91
privé en werk	21
religie	10, 56
respect	76
risico's	40
rituelen	10, 36
samenwerking	46
scholing (zie bijscholing)	
sterven (zie doodgaan)	
taakverdeling	12, 33, 44, 48, 86, 92
taboes	42
tekortschieten	14, 40, 58, 59
troosten	57
uiterlijke en lichamelijke verzorging	33
uitzendkrachten	97
veranderen	79
verantwoordelijkheid	40, 44, 86
verleden	55
verlies	25
verwachtingen	102
voeding	61, 89, 91, 92
waardering	88
waarheid	60

Dankwoord

Dit Doe-het-zelfzorg-boek is tot stand gekomen uit ervaringen met het zorg-voor-zorgendenproject De Werkvloer Centraal en het boek 'In de wachtkamer van de dood'. In de eerste plaats willen we dan ook alle deelnemers bedanken voor wat ze met elkaar en met ons gedeeld hebben tijdens de wekelijkse TijdVoorOnszelf-bijeenkomsten en -trainingen. Dank ook aan de begeleiders van deze groepen voor de onderwerpen en ideeën voor oefeningen die ze hebben aangedragen. Daarbij willen we vooral Anja van der Weerd noemen die ons op gang heeft geholpen met De Werkvloer Centraal kaartjesset, waar veel van deze onderwerpen uit voortkomen.

Over de auteurs en 'De Werkvloer Centraal'

Anne-Mei The

Mr. dr. Anne-Mei The is jurist en cultureel antropoloog. Zij doet onderzoek naar beslissingen en communicatie rond het levenseinde door jarenlang mee te lopen in ziekenhuizen en verpleeghuizen. Op basis van deze observaties schrijft zij verhalende en leesbare boeken voor een breed publiek, die in de media veel stof doen opwaaien. *Vanavond om 8 uur...* een boek over euthanasie (1997), *Palliatieve behandeling en communicatie*, over de hoop van longkankerpatiënten op genezing (1999), *In de wachtkamer van de dood*, over leven en sterven in het verpleeghuis (2005) en *Tussen hoop en vrees*, over communicatie met longkankerpatiënten (2006). Haar boeken zijn vertaald in het Engels en in het Tsjechisch. Op basis van haar onderzoek geeft Anne-Mei The lezingen, adviezen en initieert ze projecten in de zorg, waaronder 'De Werkvloer Centraal', een arbeidsmotivatieprogramma voor medewerkers in de ouderenzorg. Zij maakt deel uit van verschillende adviescommissies in de zorg. Anne-Mei The is mede-initiatiefneemster van de 'Martha Flora Huizen', een nieuw verpleeghuisconcept voor mensen met dementie. Daarnaast is ze directeur van ICISZ (Instituut voor Communicatie Inzicht en Samenwerking in de Zorg) en is ze verbonden aan de Universiteit van Amsterdam.

Cilia Linssen

Drs. Cilia Linssen is trainer, coach en adviseur op het gebied van communicatie en samenwerking in de zorg. Zij geeft trainingen aan verpleegkundigen, artsen, verzorgenden en behandelteams op het gebied van communicatie (met elkaar en met patiënt/cliënt), samenwerking en organisatie van communicatie.
Cilia Linssen is directeur van ICISZ (Instituut voor Communicatie Inzicht en Samenwerking in de Zorg). Hier leidt zij onder andere de uitvoering van 'De Werkvloer Centraal'. Daarnaast doet zij onderzoek naar communicatie tussen arts en patiënt via internet en naar de invloed van naasten op de behandelbeslissingen van de patiënt. Op basis van haar ervaringen met zorgprofessionals schreef Cilia Linssen samen met Anne-Mei The het boek *In gesprek met de palliatieve patiënt*, een werkboek dat praktische handvatten biedt voor professionals in de zorg om in gesprek te blijven over kwesties met betrekking tot het levenseinde.

Sanne van Roosmalen

Drs. Sanne van Roosmalen is bij ICISZ werkzaam als coördinator en junior. Tijdens haar studie wijsgerige pedagogiek (Nijmegen, Leuven) heeft ze zich de laatste jaren verdiept in de zorg en er een grote affiniteit mee gekregen. Haar afstudeeronderzoek en -scriptie over morele kennis van medici op de afdeling neonatologie deden haar bij ICISZ belanden: om mee te werken aan betere zorg voor zorgprofessionals en voor kwetsbare groepen mensen.

Over 'De Werkvloer Centraal'

Het idee voor het Doe-het-zelfzorg-boek is ontstaan tijdens het werken met medewerkers op de werkvloer van verpleeg- en verzorgingshuizen in het programma 'De Werkvloer Centraal'.

'De Werkvloer Centraal' is een arbeidsmotivatieprogramma voor medewerkers in de ouderenzorg. Zij functioneren beter als ze kunnen nadenken over hun werk en de impact die dat heeft op hun persoon en andersom. Zij wisselen met collega's ervaringen uit en weten daardoor beter wat ze nodig hebben om hun werk te kunnen doen op een manier die zij zelf en hun cliënten als prettig ervaren.

De aanpak van 'De Werkvloer Centraal' kenmerkt zich door een bottom-upbenadering. Medewerkers op de werkvloer weten zelf vaak het beste waar ze moeite mee hebben en alleen door hiervan uit te gaan, kan verandering bewerkstelligd worden. Het is de bedoeling dat de zorgorganisatie op den duur op eigen kracht verder kan met 'De Werkvloer Centraal', als een manier van werken. Nauwe samenwerking met het management van de zorgorganisatie is dan ook een belangrijk onderdeel van het programma. Ondersteuning door en betrokkenheid van het management zijn cruciaal voor het slagen en continueren van 'De Werkvloer Centraal'. Ten slotte kenmerkt de aanpak zich door een multidisciplinaire benadering. Iedereen wordt bij het programma betrokken zodat meer wederzijds begrip en grotere betrokkenheid ontstaat.

Wat levert 'De Werkvloer Centraal' de zorgmedewerkers op?

Werken in de zorg vergt veel van de medewerkers. Anne-Mei The: "Verzorgenden worden geconfronteerd met ziekte, agressie en de dood. Ze staan dagelijks voor dilemma's. Hoe ze ondanks de werkdruk goede zorg kunnen leveren. Hoe ze hun aandacht tussen de bewoners moeten verdelen. Hoe ze met bewoners, familie en collega's om moeten gaan. Dat levert nogal eens problemen op. Er is nauwelijks tijd en gelegenheid hierbij stil te staan en er binnen het team over te praten."

'De Werkvloer Centraal' biedt de mogelijkheid om stil te staan en te reflecteren. In wekelijkse TijdVoor Onszelf-bijeenkomsten (TVO's) geven medewerkers zelf aan wat ze nodig hebben. Zij bepalen de richting van het programma. Het voordeel daarvan is dat zij ervaren zelf verantwoordelijkheid en invloed te hebben. 'De Werkvloer Centraal' is 'van hun'. Dat gevoel vergroot de motivatie en de bereidheid om in beweging te komen en initiatieven te nemen op de werkvloer om de zorg te kunnen leveren die werknemers zelf zouden willen leveren. Tijdens de TVO's raken mensen met elkaar in gesprek over zaken die ze verbeterd willen zien en wat ze daar zelf aan kunnen doen. Ze spreken elkaar eerder aan, onderhuidse conflicten worden eerder uitgesproken en de onderlinge communicatie verbetert sterk. Bij ontevredenheid over het management gaan ze eerder het gesprek aan. De kloof tussen werkvloer en management verkleint hierdoor: "Je kunt samen een oplossing bedenken."

Wat levert 'De Werkvloer Centraal' de organisatie op?

Zorgorganisaties staan voor de taak om zich staande te houden in het spanningsveld van steeds minder geld, tijd en personeel enerzijds en steeds complexere vragen en eisen van cliënten en overheid anderzijds. De cliënt staat centraal en van verzorgenden wordt een vraaggerichte werkwijze gevraagd. Steeds meer ouderen hebben complexe zorgvragen en aan de zorg en ondersteuning die ze krijgen, stellen ze hoge kwaliteitseisen. Door deze ontwikkelingen vinden zorgorganisaties het belangrijk dat teams van verzorgenden meer verantwoordelijkheden op zich nemen en zelfstandiger functioneren. 'De Werkvloer Centraal' helpt beleid te vertalen naar de werkvloer, waardoor daar meer eigen verantwoordelijkheid ontstaat voor het implementeren van nieuw beleid. Medewerkers die deelnemen aan het programma leren beter samen te werken, communiceren beter met elkaar en hun leidinggevende, leren van elkaar welke aanpak het beste werkt en zijn beter in staat om met cliënten en familie af te stemmen op de wensen en behoeften. Ook gaan medewerkers zelf aangeven wat ze nodig hebben op het gebied van scholing.

'De Werkvloer Centraal' is een programma van ICISZ, Instituut voor Communicatie, Inzicht en Samenwerking in de Zorg. Bij ICISZ kunt u terecht voor onderzoek, advies en training op het gebied van communicatie en samenwerking in de zorg.

Het boek waarbij het *Doe-het-zelfzorg-boek* aansluit:

In de wachtkamer van de dood
Anne-Mei The
Anne-Mei The werkte twee jaar als onderzoeker in een verpleeghuis. Daar tekende zij de belevenissen op van de demente bewoners, hun familie, de verzorgenden, de artsen en de managers. Ze onthult wat meestal verborgen blijft: de cultuurkloof tussen de witte bewoners en de gekleurde verzorgenden; de schaarste op de verpleegafdeling en de overdaad in de directieburelen; de gesprekken die voorafgaan aan een sterfbed en die ertoe kunnen leiden dat de artsen afzien van een levensverlengende behandeling; de communicatieproblemen die soms ontstaan met de familie en de spanningen, agressie en seks op de afdeling. Maar Anne-Mei The beschrijft ook de hilarische taferelen die dementerenden in hun relatief goede jaren veroorzaken. In de wachtkamer van de dood is een indringend verhaal dat leest als een roman en dat een onderwerp behandelt dat iedereen aangaat.

Anne-Mei The *In de wachtkamer van de dood* ISBN: 978 90 80811 37 9.

Contact ICISZ
Instituut voor Communicatie, Inzicht en Samenwerking in de Zorg
Schipholpoort 40
2034 MB Haarlem
Tel: 023-5403699
E-mail: info@icisz.nl
www.icisz.nl
www.dewerkvloercentraal.nl

GPSR Compliance
The European Union's (EU) General Product Safety Regulation (GPSR) is a set of rules that requires consumer products to be safe and our obligations to ensure this.

If you have any concerns about our products, you can contact us on

ProductSafety@springernature.com

In case Publisher is established outside the EU, the EU authorized representative is:

Springer Nature Customer Service Center GmbH
Europaplatz 3
69115 Heidelberg, Germany